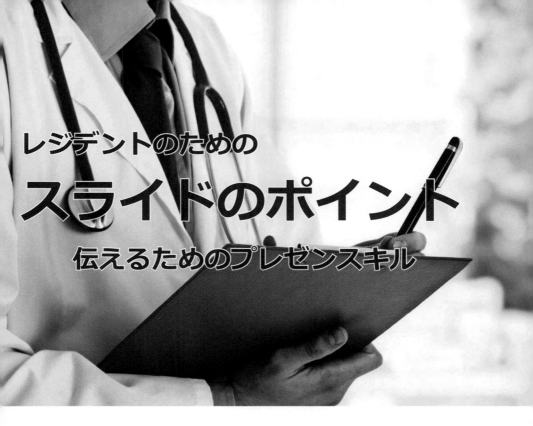

レジデントのための
スライドのポイント

伝えるためのプレゼンスキル

梶原浩太郎 著

東京図書

学会発表で お困りですか？

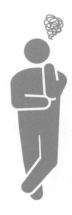

- スライドを上手く作れない
- 予演会で体裁ばかり指摘される
- 変な質問が来る
- 制限時間オーバー

学会発表の「あるある」な失敗

- スライドの作り方が分からないから，とりあえず他の人のスライドをコピーしていませんか？

- 学会発表の予演会で，体裁のダメ出しばかりもらっていませんか？

- 頑張って発表したのに，見当違いの変な質問が来ましたか？

- 内容を盛り込みすぎて，制限時間内に発表が終わらなかったことはありませんか？

　これらはレジデントによくあることです．しかし，この本のテクニックを使えば，「誰でも」「簡単に」「伝わりやすく」できます．

【効能・効果】

　1. レジデントの学会発表能力の向上

　2. 指導医の負担軽減

【用法・用量】

　通常、リラックスしながら読む

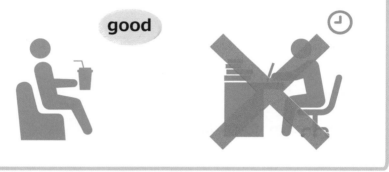

● レジデントの先生へ

　気軽に読めるように書きました．ソファでくつろぎ，お茶を飲みながら読んでください．学会発表のモチベーションアップや，伝わりやすい学会スライドの助けになれればと思います．

● 指導医の先生へ

　学会発表の指導でお疲れではないでしょうか？　この本で指導医の先生の負担が減ってくれればと思います．

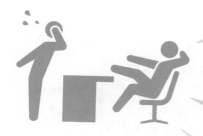

医局のロゴをつけろ

1スライド○分にしろ

1スライド○行以内にしろ

学会指定以外の
フォント使うな

…etc

ローカルルールに従おう

● ローカルルールに従おう

　この本と指導医の意見が食い違った場合は，必ず指導医の意見を優先してください．指導医の意見はローカルルールかもしれませんが，これに逆らうとレジデントの先生の立場が悪くなってしまいます．

　この本はレジデントの先生のために全身全霊で執筆したものです．しかし，プレゼンテーションにはいろいろな流派があるので，この本の内容を良しとしない指導医も一部にはいらっしゃるかもしれません．

TED Conference
アイデアを広めるスピーチ

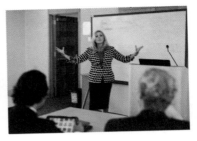

シンプルプレゼン
余分なものを削って
伝わりやすく印象的な写真

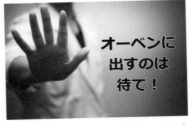

（イメージ画像は写真ACより）

　近年，様々な手法のプレゼンテーションが出てきています．

　TED Conferenceはアメリカ発祥の講演会で，「スピーチ」に重きを置くプレゼンテーションです．私もApollo Robbinsの注意をそらすテクニック（TED GLOBAL 2013）が大好きです．

　シンプルプレゼンは，ガー・レイノルズ氏による提唱で，余分な情報をそぎ落とすことで伝わりやすくする方法です．印象的な写真で聴衆の気を引くことも特徴です．

　この2つの手法は，スライドは補助的なもので，口述がメインのプレゼンテーションです．

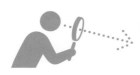

ユニバーサルデザイン
インフォグラフィック

誰でも見やすい
視覚で伝える
ピクトグラム

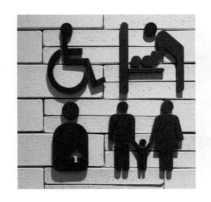

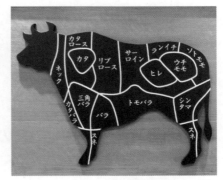

（イメージ画像は写真 AC より）

　ユニバーサルデザインのプレゼンは，文字の見やすさ，色覚異常への配慮などです．「情報授受のバリアフリー化」を千葉大学の高橋佑磨氏・片山なつ氏らが提唱しています．

　インフォグラフィックは，「視てわかる」ためのもので，公共の路線図やピクトグラムなどで使われています．

　これらはいずれも聴衆に「伝える」ための手法です．

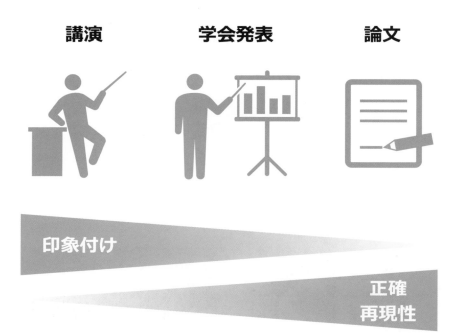

講演・学会発表・論文の役割

　論文，学会発表，講演は，いずれも「伝える」ための手段ですが，それぞれ役割が異なります．

　論文は，エビデンスとして後世に残すためのものです．詳細な図表や文章によって，正確で再現性のあるものが求められます．

　学会発表は，速報性をもって伝えるためのものです．正確性や再現性は論文よりも劣り，エビデンスレベルは低いです．

　講演は，聴衆に印象付けることが重要です．そのためには，ジョークを交えたり，独創的で，娯楽要素があっても構いません．

　論文や学会発表は，ガイドラインが書き換わるような重大な内容でも，プレゼンテーションそのものが独創的であったり，娯楽要素があったりはしません．

関係のない写真は使わない

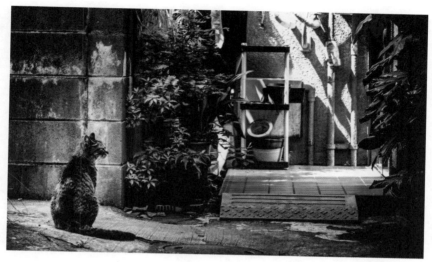

(写真ACより)

● 印象的な写真は勉強会や講演会で

講演会で，話の流れと全く違う写真を見たことはないでしょうか？

画面いっぱいに印象的な写真を出すと，聴衆の気を引き，小休憩にも使えます．

しかし，学会発表では時間が限られており，内容に関係のない写真は入れる余裕がありません．

印象的な写真は，ぜひ勉強会や講演会で使ってみてください．

フリーで使える下記のサイトがお勧めです．

PAKUTASO https://www.pakutaso.com/

photo AC https://www.photo-ac.com/

なお，本稿の内容と全く関係ありませんが，
猫写真は岩合光昭さんのものが最高です．

TED風プレゼンは
学会発表には合わない

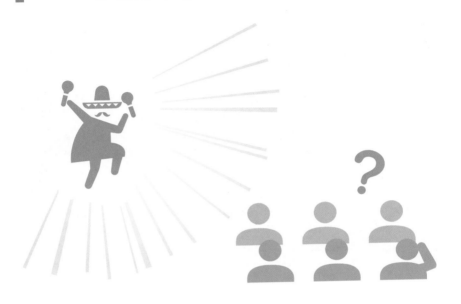

● TED風プレゼンは講演会で

　TED Conferenceは素晴らしいプレゼンテーションです．学会発表で真似したいと思う方もいるでしょう．しかし，口述に頼る部分が多すぎるため，学会発表には向いていません．

　「インフォグラフィック」，「シンプルプレゼン」，「ユニバーサルデザイン」は学会発表に応用できるテクニックです．伝わりやすい学会発表を一緒に身につけていきましょう．

目 次 ● ● ●

第2章　抄録の前にまず文献

第3章 オーベンに出すのは待て！

主演，準備できてる？

症例報告論文を 載せるために

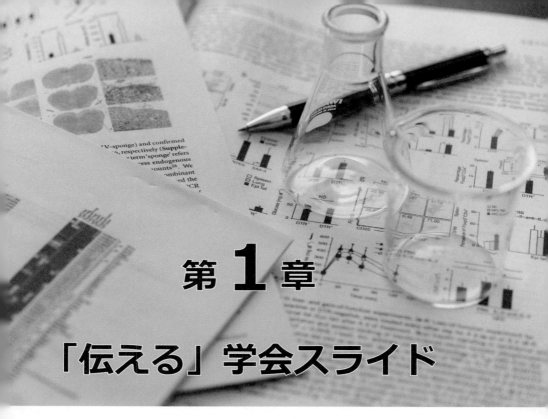

第1章

「伝える」学会スライド

文章よりも 図表

**ここはバナナが落ちてるから
絶対に滑るなよ！
絶対に滑るなよ！！
危ないぞ危ないぞ滑るぞ滑るぞ**

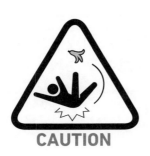

CAUTION

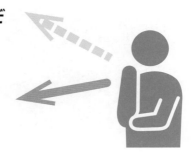

● 読むよりも見てもらう

● 学会発表はスライド形式（オーラル，口演）の発表だと，発表 3〜5 分，
質疑応答 2〜3 分が平均です．
　この短時間で聴衆に「伝える」には，文章よりも図表，特に図が効果的
です．
● 聴衆は，3 行以上の文章を読むのは負担です．また，長い文章を読んでい
る間に，次のスライドに移ってしまうこともあります．
➡文章を「読ませる」よりも，図表を「見てもらう」方が伝わりやすくなり
ます．

聴衆に見てほしいのは矢印や枠線ではない

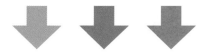

矢印が目立ちすぎると
視線を取られてしまう

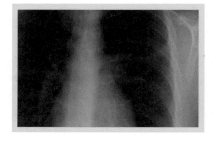

枠線が目立ちすぎても
視線を取られてしまう

● 見てほしいのは内容

- 矢印や枠線などの図形は必須のテクニックです．以前は「オートシェイプ」とも呼ばれていましたが，PowerPoint 2019 では「図形」と表記されています．
- 矢印や枠線は使い方を間違えてしまうと，内容よりも矢印や枠線の方が目立ってしまい，せっかくの内容が伝わりにくくなってしまいます．
- ➡ 聴衆に見てほしいのは，矢印や枠線ではありませんよね．

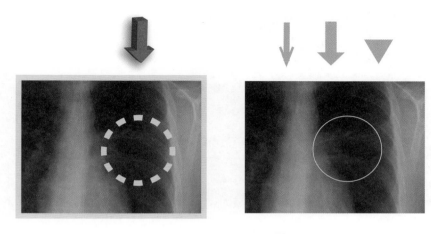

**脇役は
目立たないように**

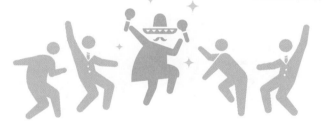

● 脇役は目立たないように

● 図形の方が目立ってしまうのは，設定の仕方によるものです．

● 避けるべき設定は，赤などの警告色，原色，立体化，影をつける，などです．レントゲンなど背景が黒い場合は，やむなく警告色の黄色を使いますが，点線や太い線を避けることで視線をとられにくくできます．

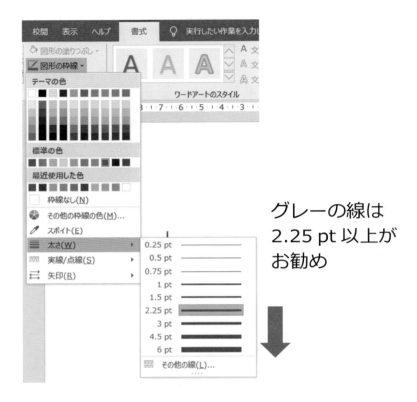

グレーの線は
2.25 pt 以上が
お勧め

線の設定

- グレーであれば，多少太い線でも大丈夫です．

  むしろ矢印は細くしすぎると見えなくなってしまうので，2.25 pt より
  は太くして適度な太さをもたせるようにします．
- 線の設定は，「図形の枠線」から設定できます．

グラフで示したいものは？

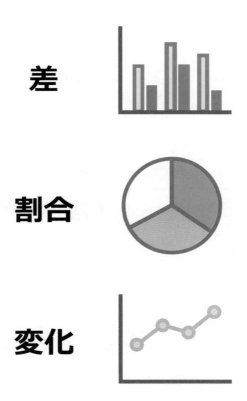

差

割合

変化

● 示すものによって選ぼう

● 示したいものがはっきり分かっている場合には，簡単に選べますよね．
「差」は棒グラフ，「割合」は円グラフ，「変化」は折れ線グラフです．
● 群別に「差」を示すには積み上げ棒グラフ ですが，「差」と「割合」を同時に示したい場合には，100%積み上げ棒グラフを使います．

群別に「差」を示すには
積み上げ棒グラフ

救急受診する疾患は（ダミーデータ）

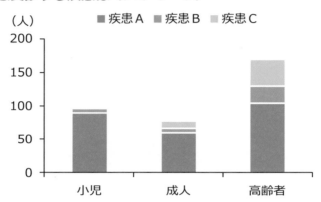

「差」と「割合」を同時に示すには
100%積み上げ棒グラフ

検査Aを受けている頻度は？（ダミーデータ）

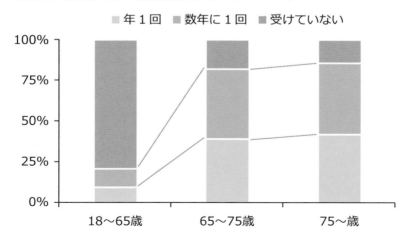

PowerPoint 標準

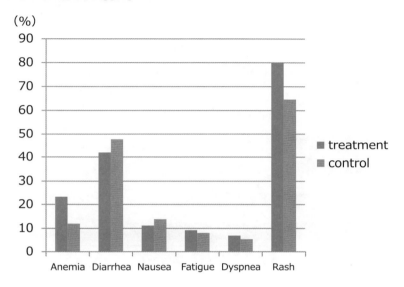

見やすくしたグラフ

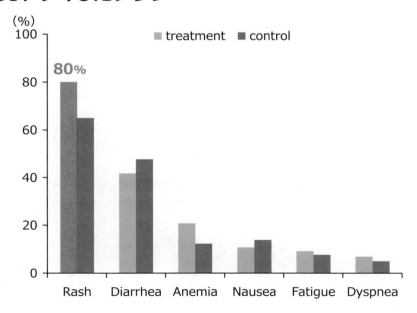

項目数が多い場合は横棒グラフ

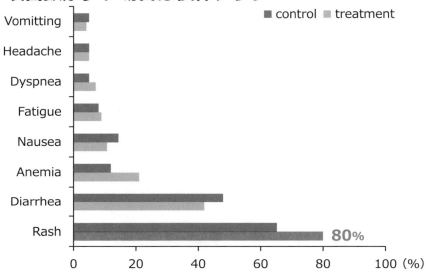

棒グラフのテクニック

①グラフに**適切な幅**をもたせます．軸を右クリックして「軸の書式設定」から「軸のオプション」を選び，「最大値」「最小値」「目盛間隔」を調整します．

②**目盛線を消します**．目盛り線をクリックして「線なし」にするか「Delete」キーで消せます．

③データの**数値を示します**．グラフを右クリックして「データラベルの追加」や，「テキストボックス」で追加します．すべての数値は載せずに，強調したい数値のみを載せます．

④**凡例をグラフの中に入れます**．凡例を右クリックして「凡例の書式設定」から「凡例をグラフに重ねずに表示する」のチェックを外して移動します．

+α　特に大小を示したい場合は，グラフ項目を大小順にします．

+α　強調したいグラフだけ色を変えます．

+α　項目数が多い場合は，横棒グラフに替えます．

PowerPoint 標準

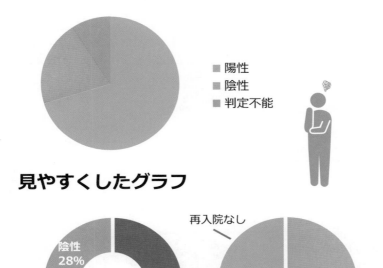

■ 陽性
■ 陰性
■ 判定不能

見やすくしたグラフ

陰性
28%

n=121

陽性
72%

再入院なし

41%

59%

再入院あり

円グラフのテクニック

①凡例は円グラフの中に入れます．もし入りきらない場合は，引き出し線を使います．引き出し線は，できるだけ同じ方向で，短くします．

②グラフ間を区切ります．枠線を選んで，白い太い線にすると境界を作れます．

③項目を最小限にして，3つくらいまでにします．残りは「その他」などでまとめます．

+α　中央に円を入れるとすっきりします．中央にオートシェイプで白い円を入れるとできます．

PowerPoint 標準

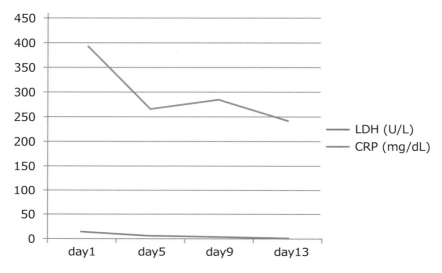

見やすくしたグラフ

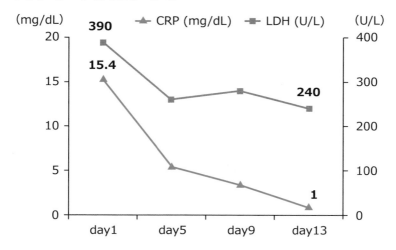

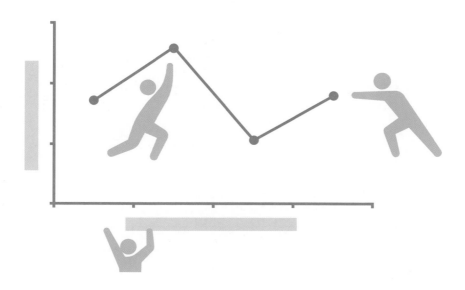

折れ線グラフのテクニック

①数値の大小を調整します．グラフの折れ線を右クリックして「データ系列の書式設定」から「第 2 軸」を選びます．

②軸の数値を少なくし，グラフに適度な幅をもたせます．軸を右クリックして「軸の書式設定」から「軸のオプション」を選び,「最大値」「最小値」「目盛間隔」を調整します．

③目盛線を消します．目盛り線をクリックして「線なし」にするか,「Delete」キーで消せます．

④凡例をグラフの上に置きます．

⑤データの数値を示します．グラフを右クリックして「データラベルの追加」または，テキストボックスで追加です．すべての数値を載せる必要はありません．

⑥色以外でも見やすくするために，マーカーを□ △ ○など変えます．

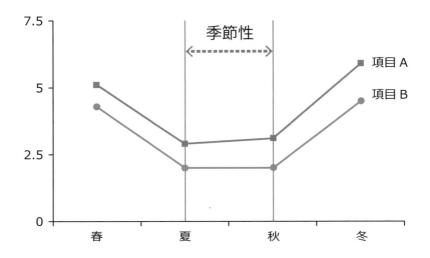

+α 凡例は，単位が同じ場合はグラフの横に付けることもできます．

+α 折れ線グラフの解釈を示すために，吹き出し，矢印などで強調しても
構いません．

ダマシのテクニックは使わない

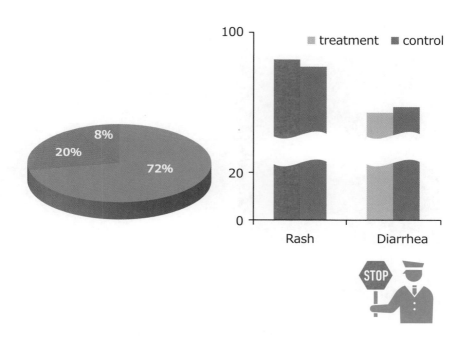

事実は正確に伝える

- グラフにはダマシのテクニックがありますが,決して使ってはいけません. ダマシのテクニックは,3Dグラフ,グラフの縦軸をずらすなどです.
- 3Dグラフは,特定の割合を大きく見せてしまいます. グラフの縦軸は,省略したり,間隔を変えることで正確な比較ができなくなります.
- ➡ 使ってよいのは,「伝える」ための「強調」のテクニックです. 事実を捻じ曲げて伝えるこれらのテクニックは,決して使ってはいけません.

媒体で色が違って見える

光	印刷
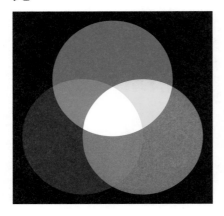	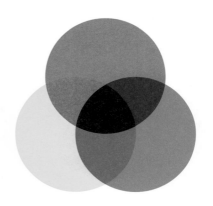

🔵 RGB と CMYK

- モニター・プロジェクターとインクでは色の見え方が異なります．
- モニターやプロジェクターは，光の３原色の Red，Green，Blue の３つの光を合わせて色を作ります．光そのものを見ているので，合わせたほうが明るくなります．
- 印刷物では，Cyan（空色），Magenta（赤紫），Yellow（黄）の色の三原色を使って色を作ります．インク自体の発光を見ているのではなく，光がインクに吸収された残りを見ているので，色を合わせるごとに暗くなります．
- ➡ もしポスター発表などで配布資料を配る場合には，モニターと配布資料の色の違いを見てみてください．

淡い色はプロジェクターでは見にくい

ディスプレイ　　　　　**プロジェクター**

淡い色の文字

淡い色の文字

淡い色の文字

淡い色の文字

淡い色の文字

淡い色の文字

（イメージ図です）

薄すぎる色は控える

● パソコンのディスプレイ（モニター）とプロジェクターでスクリーンに映したものでも，色の見え方が変わります．

● 会場のプロジェクターで予行することは難しいですが，医局にプロジェクターがあれば試写をしてみましょう．

● 特に淡い色はプロジェクターでは見えにくくなってしまいます．

カラーユニバーサルデザイン

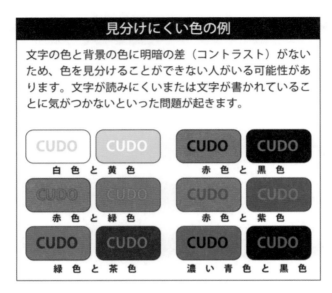

（特定非営利活動法人カラーユニバーサルデザイン機構 CUDO，カラーユニバーサルデザインガイドブック　p.10 より引用）

● NPO 法人カラーユニバーサルデザイン機構をご存じでしょうか？

　　色覚異常では見えにくい色の組み合わせがあり，カラーユニバーサルデザイン推奨配色セットが同機構から提案されています．

　　テレビ放送，交通機関の案内板，地図など公共性が高いものは，色覚異常でも見やすいように，地方自治体によってカラーユニバーサルデザインガイドラインが作られています．

➡ また，色覚異常でなくても学会発表のスライドでは見えにくい色があります．「伝わりやすく」するための色を選んでみませんか？

グレースケールでも
見やすいスライドに

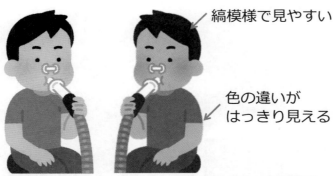

縞模様で見やすい

色の違いが
はっきり見える

通常カラー　グレースケール（白黒）

(https://www.irasutoya.com/)

- 『いらすとや』さんのイラストは多くのメディアで見かけます．条件を満たせば商用でも無料で使えますし，デザインが豊富です．そして，色覚異常があっても見やすいよう配慮して作られています．
- 色覚異常でどう見えるか判別するソフトウェアもありますが，より簡便な方法があります．スライドを，「表示」→「カラー / グレースケール」→「グレースケール」にしても見えれば，大きな問題はありません．

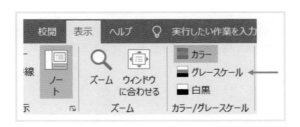

手間がかからない
カラーユニバーサルデザイン

白背景のときに強調色を

 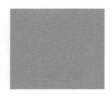

赤 ではなく **朱**

オレンジ，茶に

● 少しの変更で見やすい色に

● 色覚異常への配慮までは手が回りにくいでしょう．また，色覚異常の方が見やすい配色にすると，今度は通常の方が違和感がでやすい配色になります．

● これを踏まえて，**手間をかけずにカラーユニバーサルデザインにする方法**があります．

　白背景のときに，強調色を赤色ではなく朱色（R, G, B = 255, 75, 0），オレンジ色（R, G, B = 246, 170, 0），茶色（R, G, B = 128, 64, 0）にするだけです．R, G, B は色を選ぶときに「その他の色」→「ユーザー指定」でこれらの数値を入力すると設定でき，一度設定すると次回からは「最近使用した色」から使えます．

　これらの色は，カラーユニバーサルデザイン推奨配色セット ver.4 から選んでいます．

できれば
レーザーポインターは緑色で

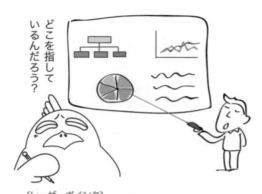

どこを指しているんだろう？

〔レーザーポインタ〕
赤色のレーザーポインタは全く見えないため、どこを指しているのかわからず会議やセミナーの内容が理解できない。

（株式会社ワイズ．鳥取県のカラーユニバーサルデザインガイドブック　p.6 より引用）

● マイレーザーポインターも一考を

● カラーユニバーサルデザインの手法で，レーザーポインターを赤ではなく緑にするという方法があります．

　会場には赤しか用意していないことがあります．学会発表以外にも講演や勉強会であると便利なので，自分で 1 本買っておいてもよいでしょう．数千円で買えます．

● なお，埼玉，福島，東京，鳥取など地方自治体からカラーユニバーサルデザインガイドブックがでています．概ね NPO 法人 カラーユニバーサルデザイン機構に準拠したものですが，鳥取県のイラストは秀逸ですので，ぜひ見てください．

色数は抑える

強調 したいところ
だらけなので
カラフルなスライドで
まばゆいばかり

メイン　黒
強調 1　朱
強調 2　茶

色は 3 色以内で

● 色の使い過ぎは見にくくなるので，本文・強調で 3 色以内にした方が見
　やすくなります．特に色数が増えやすいのは経過表です．

背景	白		背景	灰
メイン	黒		メイン	黒
強調	朱		強調	朱
強調	オレンジ		強調	オレンジ
強調	茶		強調	茶
強調	青		強調	青
強調	空色		強調	空色

● 背景色は白・青・黒が一般的

● 背景色は白・黒・青がよく使われます．背景色を設定するには，「デザイン」
→「背景の書式設定」で，カラーパレットから選んでも，「その他の色」
から RGB 値を設定してもできます．

● 白背景は，ハンドアウトを印刷した時にスライドに近い内容で印刷できま
す．白背景と相性の良い強調色は，朱（255, 75, 0），オレンジ（246,
170, 0），茶（128, 64, 0），青（65, 129, 208）などです．いずれも，
原色を避けて少し落ち着いた色に調整しています．学会の発表会場は暗い
ので，画面が白くて明るすぎると感じる方もいます．白背景はX線写真
などの画像は見にくいのがデメリットで，この場合は黒背景にすると見や
すくなります．

● 灰背景は，白背景の画面が明るすぎたり，白背景に黒い文字のコントラス
トが強くて目がちらつくのを避けたい場合に使われます．あまり暗いと見
にくくなるので，灰（242, 242, 242）がお勧めです．

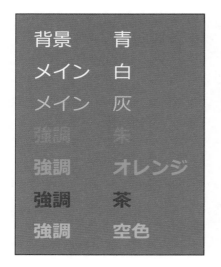

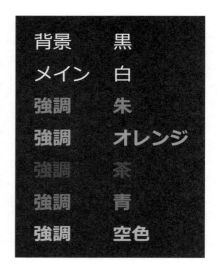

- 青背景は，PowerPoint 以前の時代から使われていました．学会スライド
  のフィルムは映写機で映されていたのですが，青背景のフィルムは安かっ
  たのです．

  また，プロジェクターだと青背景に黄文字は，白のように見えるので気
  を付けてください．青背景では，オレンジ（246, 170, 0）の強調がお勧
  めです．

- 黒背景のメリットは X 線写真などの画像が見やすいことです．もし白背
  景でスライドを作る時も，X 線写真などのスライドは黒背景にすることを
  お勧めします．黒背景の強調はオレンジ（246, 170, 0）や空色（191,
  228, 255）がお勧めです．

（次頁の写真は私の胸部 X 線写真で，掲載にあたり許可は必要ありません）

X線写真（白背景）

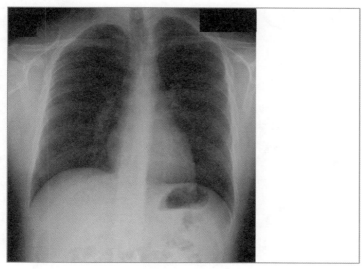

X線写真（黒背景）

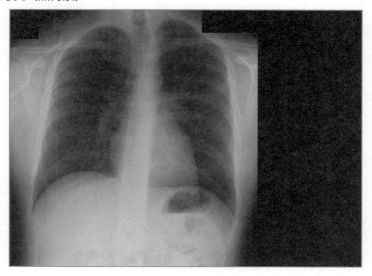

テンプレート

後からテンプレートを替
えたら文字がずれてし
まった

後からテン
プレートを
替えたら文
字がずれて
しまった

● テンプレートは途中で替えない

● テンプレートを後から替えてしまうと，レイアウトがずれてしまいます．
　最悪の場合はすべてのスライドが作り直しになり，大変な手間がかかり
ます．

➡まず最初に色・フォントを決めてテンプレートを作りましょう．

TP	g/dl
Alb	g/dl
T.bil	mg/dl
AST	U/l
ALT	U/l
LDH	U/l
ALP	U/L
CK	U/l
UN	mg/dl
Cre	mg/dl
Na	mEq/l
K	mEq/l
Cl	mEq/l
Ca	mg/dl
CRP	mg/dl

テキスト

行間 1.2　段落前 12pt

強調色 1

強調色 2

強調色 3

	上余白 0.2 cm	
左余白 0.2 cm	上下中央揃え	右余白 0.2 cm
	下余白 0.2cm	

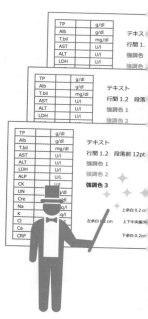

● テンプレートは 1 個作ったら使いまわし

- テンプレートを作っておくと，いろいろ使い回しできます．
  背景色をそろえるには，「表示」→「スライドマスター」→「背景のスタイル」→「背景の書式設定」で一括で変更できます．
  「デザイン」→「背景の書式設定」でも設定できます．
- 色は，「デザイン」→「バリエーション」→「配色」→「色のカスタマイズ」で登録できます．ただし，3 色程度しか使わないので，登録せずに RGB 値を入力した方が楽です．
- フォントは，「デザイン」→「バリエーション」→「フォント」→「フォントのカスタマイズ」でできます．
- → いちいち行間を設定するのは大変ですが，テンプレートを使いまわしすれば簡単で時間もかかりません．

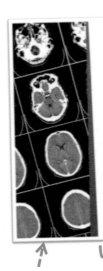

目線をとられる　**内容を書けるところ**

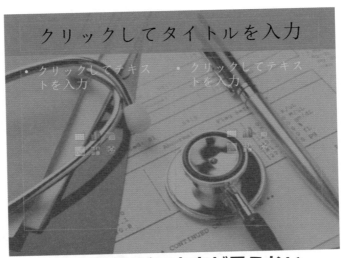

背景が強すぎて文字が見えない

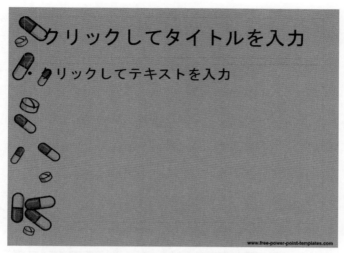

色が個性的すぎて 内容と合わせにくい

（FPPT.COM より）

おしゃれなテンプレートに気を付けて

● "powerpoint template medical" で検索すると，海外のサイトから無料
で使えるお洒落なテンプレートが手に入ります．

　これらは FPPT.COM と，Leawo Free Medical PowerPoint Template
という海外サイトのフリー素材ですが，格好良く見えませんか？
● このようなおしゃれなテンプレートは，写真やイラストが多いのですが，
内容以外のところに聴衆の目が行ったり，文字が見にくくなったり，内容
を書けるスペースが少ないのが問題です．
あまり学会発表には向きません．

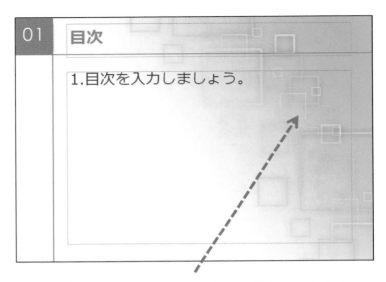

グラデーションのため文字が見にくくなる

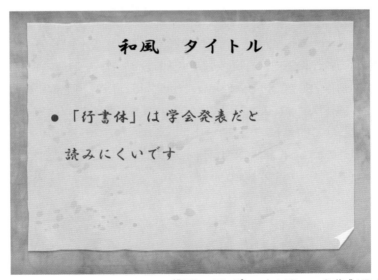

（「Office テンプレート」Microsoft 公式 HP より）

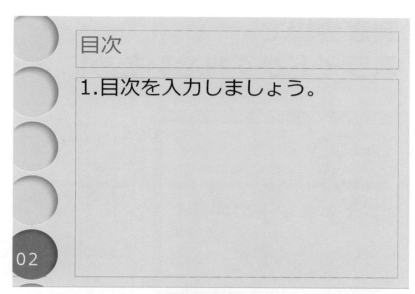

配色は良いが 内容を書けるところが少ない

（「Office テンプレート」Microsoft 公式 HP より）

Office の標準テンプレートもピンキリ

- 標準で選べるテンプレートは「デザイン」タブにあります．また，Microsoft Office のホームページから追加でテンプレートをダウンロードすることもできます．
- これらは，学会に適するものと適さないものがあります．例えば，研究発表用とされているテンプレートですが，グラデーションのために文字の見やすさが左右で変わってしまっています．
- また，純和風スライドの「行書体」は雰囲気はあるのですが，非常に読みにくいです．
- ➡テンプレートにはフォトアルバムなど非常に面白いものもあります．テンプレート自体が悪いわけではなく，学会発表との相性が大事です．

発表会場で
スライドがずれないために

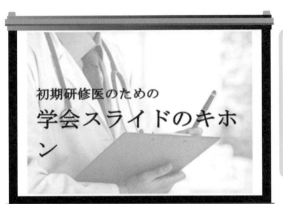

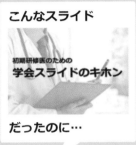

こんなスライド

だったのに…

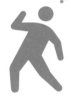

発表会場でスライドがずれた！？

- 学会発表で怖いのは，当日会場でファイルを登録したときに，PowerPoint のずれが見つかることです．
- 「何もしてないのにスライドがずれた！」と思うかもしれませんが，「スライドがずれる対策をしていない」ことが原因かもしれません．

スライドがずれる原因

PowerPointのずれ
- PowerPointのバージョン違い
- Mac

フォントのずれ
- Windows標準にないフォント
- Mac

発表会場でスライドがずれないために

●スライドがずれる原因は，PowerPointのずれと，フォントのずれの2種類があります．もし皆さんが気にしていないものがあったら，知らず知らずのうちにずれてしまう原因になります．

PowerPointのバージョンのずれ

ほとんどの場合は問題なし

例外は，自身か発表用かどちらかのPowerPointのバージョンが**古すぎる**場合

PowerPointのバージョンが，
- 自身のPCの方が新しく，発表用PCが2003以前のとき
  - ➡保存形式変更が必要
- 発表用PCの方が新しく，自身のPCが2003以前のとき
  - ➡PowerPointの買い換えも検討

● バージョンの確認を

- 皆さんのPowerPointのバージョンはいくつですか？ 分からなければ「ファイル」→「アカウント」→「ヘルプ」で調べることができます.
- PowerPointのバージョンのずれは，ほとんどの場合は問題ありません. 例外は，どちらかのPowerPointのバージョンが2003以前のときです. 2003以前はPowerPointのファイル形式が違うことが原因です.
- 発表用PCがPowerPoint 2003以前の場合は，自身のファイルを「ファイル」→「名前を付けて保存」→「ファイルの種類」→「PowerPoint 97 - 2003プレゼンテーション」，あるいは「ファイル」→「エクスポート」→「PowerPoint 97 -2003 プレゼンテーション」として書き出します.

- 発表用のPCのPowerPointのバージョンは，演者への案内に書いてあります．大規模の学会は最新のバージョンであることが多く，小規模の学会では少し遅れて新しいバージョンに移行していく傾向があります．
- 皆さんのPCがPowerPoint2003以前の場合でも問題ないことが多いですが，さすがに古すぎるので買い替えを検討してはと思います．

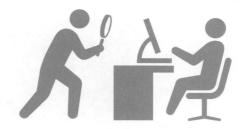

Macによるずれ

Macの学会の対応

- **発表者PCにMacがある**
  - ➡ 稀
- **Windowsで動作確認・データ変換すれば PC持ち込み不要**
  - ➡ 稀
- **PC持ち込みが必要**
  - ➡ 大多数．ディスプレイ変換ケーブルも

● Macは持ち込みで

- 学会発表会場はほとんどがWindowsで，Macを置いてある学会は稀です．MacのファイルはWindowsでデータ変換すれば可，とする学会も稀です．Macは，ほとんどの学会で自身のPCを持ち込むよう規定されています．
- PCを持ち込む場合は，VGAやHDMIなどの**ディスプレイ変換ケーブル**も必要です．

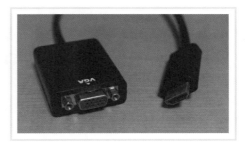

太古のフォントはずれないが
可読性・視認性はイマイチ

MS ゴシック	MS Pゴシック
1234567890	1234567890
abc	abc
MS 明朝	MS P明朝
1234567890	1234567890
abc	abc

古いフォントは見えづらい

● 学会では「MS/MS Pゴシック」や「MS/MS P明朝」など古くからあるフォントが推奨されています．これは，どのWindowsパソコンにもあるフォントで，Windows 3.1の時代からあります．

● Windows 3.1は，1990年頃のWindowsです．「パパーン♪」というファンファーレの起動音を覚えている世代の方はいらっしゃいますか？ 私は覚えています．

　アラフォーになると，これらのフォントは見えづらいですよね．現在ではもっと可読性や視認性の良いフォントが開発されています．

ユニバーサルデザインフォント（UDフォント）

従来のフォント　　　　　UDフォント

⇕3 8　　　　　⇕3 8

1 7 C⇕　　　1 7 C⇕

● **読みやすいフォント**

- ●ユニバーサルデザインフォントは，可読性と視認性が良い，つまり読みやすいように見やすいように開発されたフォントです．
- ●英数字のスキマは見やすくあいていて，文字のバランスは調整されています．公共の案内板や説明書のほか，パソコン画面やゲーム機の画面にも使われています．
- ➡遠くからでも見やすく，まさに学会発表に向いているフォントです．

無償のUDフォント

UDフォント

UDデジタル教科書体	1738	aocs
BIZ UDPゴシック	1738	aocs

UDフォントに近いフォント

メイリオ	1738	aocs
Segoe UI	1738	aocs

● お金をかけずに見やすく

- Windows 10以降で最新版にupdateしてあれば,「UDデジタル教科書体」と「BIZ UDPゴシック」が使えます.
- 「メイリオ」と「Segoe UI (シーゴー)」はUDフォントに近いフォントで,Windows 7以後で使えます.
- UDデジタル教科書体は,アルファベットのaとoが見分けにくいことと,フォントサイズが小さめです.
- BIZ UDPゴシックは,英数字が少し大きめです.
- メイリオは,和文も英数字もまずまず見やすいですが,文字の位置が高いという欠点があります.
- Segoe UIは欧文フォントしかありませんが,見やすいフォントです.

おすすめフォント

メイリオ
＋ Segoe UI

世界初のユニバーサルデザインの提唱は，米ノースカロライナ州立大学デザイン学部・デザイン学研究科（College of Design）のロナルド・メイスによるものである。カリフォルニアにあるユニバーサルデザインセンターの長でもあった彼が1985年に公式に提唱した概念とされる。

メイリオ

世界初のユニバーサルデザインの提唱は，米ノースカロライナ州立大学デザイン学部・デザイン学研究科（College of Design）のロナルド・メイスによるものである。カリフォルニアにあるユニバーサルデザインセンターの長でもあった彼が1985年に公式に提唱した概念とされる。

（Wikipedia「ユニバーサルデザイン」より）

おすすめはメイリオ

● ユニバーサルデザインに近く，学会発表で問題なく使えるフォントがおすすめです．

　和文「メイリオ」，英数字「Segoe UI」

または

　和文・英数字とも「メイリオ」

をお勧めします．

● 英数字にSegoe UIを使った方が，同じサイズ指定のフォントですが和文よりも小さく見えます．和英混ぜた文章の場合は，すべて メイリオ でも十分見やすいです．

メイリオの欠点と対策

図形にテキストを入れた場合

メイリオ	BIZ UDP ゴシック

図形とテキストを別々に作る場合

メイリオ ⟵·············· メイリオ

● ひと手間でさらに見やすく

● メイリオの欠点は，文字の位置がやや高く，オートシェイプの図形にテキストを入れると上にずれてしまいます．

● これはメイリオの上下の余白が異なる設定になっているからです．
　これを回避するには，図形とテキストを別々に作って合わせます．

論文に向くが
学会発表に向かないフォント

明朝体	serif 体

BIZ UDP 明朝　　Times New Roman

游明朝　　　　　Palatino

トメ、ハネなどのかざり（serif）があるもの

● 論文ならOK

● フォントにはトメやハネなどのセリフ（serif）という飾りがあるセリフ
書体と，セリフがないサンセリフ（Sans-serif）書体があります．
　和文のセリフ書体は明朝体（みんちょうたい），欧文はTimes New
Romanなどが代表的です．
● セリフ書体は可読性がよく小説や論文などの長文に適します．
　しかし，学会発表では長文は使わないので，視認性が良いサンセリフ体
の方がお勧めです．

学会発表に向かないフォント

ポップ体　　*行書体*　　游ゴシック

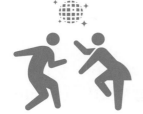 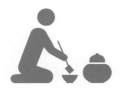 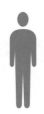

● TPO に合わせて

- 「**HGP創英角ポップ体**」は，堅いイメージにしたくないチラシや商用ポスターに向いています．学会発表は堅実がTPOですので，ポップ体は向きません．

- 「*HGP行書体*」は，和の雰囲気があるフォントで，和食レストランのお品書きなどに向いています．同様に学会発表には向きません．

- 「游ゴシック」はWindows 8 .1以降標準で使えるようになったフォントで，ビジネス文書など堅実な**文書**に向いています．しかし，線が細いので，学会発表のような遠くからスクリーンを見るのには適していません．

学会指定なしでも使えるフォント

発表者PCのWindowsが

- Windows 7以降のとき
  メイリオ：可
  BIZ UDPゴシック，UDデジタル教科書体：**不可**

- Windows 10以降
  メイリオ：可
  BIZ UDPゴシック，UDデジタル教科書体：**update してあれば可**

- 不明のとき
  古典的なフォント（MS/MS Pゴシック，MS/MS P明朝，Arial，Century，Century Gothic，Times New Romanなど）
  またはフォント埋め込み

● **Windowsのバージョンを確かめて**

- MS/MS Pゴシックなどの太古のフォントが学会指定されていることもありますが，実は学会指定なしでも使えるフォントがあります．
- 発表者PCのWindowsが7以降であれば，メイリオは使えます．ほぼすべての会場で使えると考えて大丈夫です．
- Windows10以降でupdateされていれば，BIZ UDPゴシック，UDデジタル教科書体が使えます．
- 発表者PCが不明のときなど，Windowsのバージョンに関わらずフォントを使う方法があります．「ファイル」→「名前を付けて保存」→「ツール」

→「保存オプション」→「ファイルにフォントを埋め込む」．この処置を
すると，フォントがインストールされていないパソコンでもフォントを表
示できるようになりますが，編集はできません．

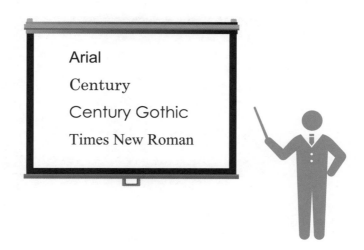

Windows 7は
2020 /1 /14でサポート終了済

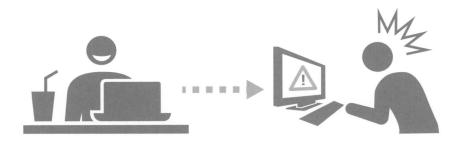

発表者PCも入れ替わる（はず）

● 2020年にWindows 7のサポートが終わったので，サポート終了後はセキュリティの問題がでてきます．

　発表者PCは，徐々にWindows 10に切り替わってくるので，使用可能なフォントも増えてくるでしょう．

● ただし，いつ切り替わるのかは，会場の予算の関係もあるでしょう．

　スライドを作る前に，発表者への案内を確認してください．

最終手段は画像貼り付け（お勧めしない）

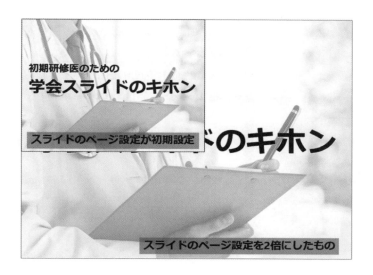

絶対にずれたくない場合は

● どんなフォントやレイアウトを使っても，ずれない方法があります．

● まず，「デザイン」→「スライドのサイズ」→「ユーザー既定のスライドのサイズ」でスライドの縦幅，横幅を 2 倍に設定します．次に「ファイル」→「エクスポート」→「ファイルの種類を変更」→「PNG」で「すべてのスライド」を画像データにします．この処置をすると，解像度が高い（きめ細かい）スライド画像ができます．これを 1 枚 1 枚スライドに貼っていく方法です．

● たしかにずれないのですが，スライドを修正しにくいのと，容量が大きくて動作が遅くなるのと，労力に見合わないのでお勧めしません…．

文字は大きめに

24 Font size

メイリオ **Meirio 32 Bold**
メイリオ Meirio 32
メイリオ **Meirio 28 Bold**
メイリオ Meirio 28
メイリオ **Meirio 24 Bold**
メイリオ Meirio 24

メイリオ **Meirio 18 Bold**
メイリオ Meirio 18

見やすいサイズで

- レジデントの先生は大丈夫でも，みな中年になると老眼が始まったり，小さな文字が見えなくなってきたりします．私も「自分はならない」なんて思っていましたが，最近パソコンの表示を拡大するようになりました…．
- 本文のフォントサイズは，メイリオの場合は**24ポイント以上**が見やすいです．引用文献などの補足情報は14～18ポイント程度で構いません．
  小さくて見えなくても良いと思う文字は，思いきって省けるかもしれません．
- 「メイリオの場合」というのは，同じフォントサイズを設定しても，フォントが異なると実際の文字のサイズが異なるからです．

強調の方法は地味に

ワードアート
影付き
日本語の斜体
298 円

S.aureus

485 例

- 強調なのに地味ってどういうこと？ とは，強調する「方法」は地味で大丈夫という意味です.
- ワードアートは立体的にできますが，余分なものがついて見にくくなります. 影付きは少しの影なら見やすくなることもありますが，かえって見えにくくなることも多いです.
- 菌名をイタリックで記載するルールはありますが，日本語フォントの斜体は読みにくいです.
- 数値を強調する場合は，単位と比べて**1〜2段階サイズアップ**すると見やすくなります. あまり大きくし過ぎると，スーパーのチラシのようになってしまうので気をつけてください.
- 地味だと思われるかもしれませんが，通常使う強調は，太字（Bold），強調色，120%程度のサイズアップ，アンダーライン，オートシェイプの囲みなどが見やすいです.

太字 強調色
サイズアップ **120%**
<u>アンダーライン</u>　　オートシェイプ　　オートシェイプ

- いずれも特殊な方法ではありません. 下手に凝った強調をしなくても十分強調して見えます.

メッセージの位置

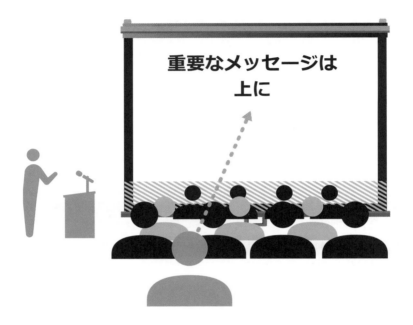

● 重要なメッセージは上に

- 会場によっては，スライドの下端が聴衆の影になって見えなくなることがあります．**重要なメッセージはスライドの上の方に載せましょう**．
- これも会場によりますが，プロジェクターとスクリーンの問題でスライドの端が切れてしまうことがあります．これは発表前に確認することができません．会場で慌てないためにも，**スライドの端はあらかじめ少し空けて作りましょう**．
- 動画形式のWEB開催では，聴衆で見えにくくはなりませんが，画面下端がシークバーで見えにくくなることがあります．

スライドの表示時間

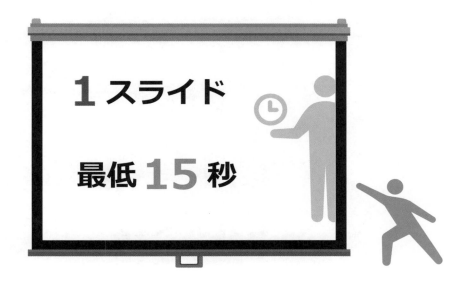

1スライドは最低15秒かけて

- 私も，このような数字をかなり強調したスライドを使ったことがあります．
  ただし，スライド1枚に入る文字が少なくなります．このようなスライドを連発したり，数秒で次のスライドに移ってしまうと，スライドの切り替えに聴衆がついてこられなくなります．どんなに短いスライドでも，15〜30秒くらいは必要です．
- なお，昔は1スライド1分というルールがありました．これは映写機でスライドを映していた時代に，スライド枚数が制限されていたからです．現在では**「聴衆がついてこられる早さ」**で構いません．

データすべては
盛り込まなくてよい

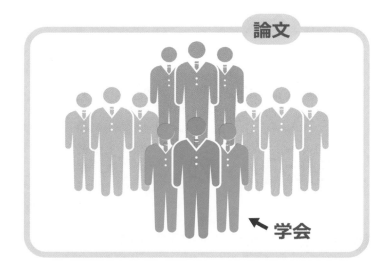

学会発表はエッセンスのみで

- 学会発表で，調べたことをすべて盛り込もうとすると，多すぎてかえって伝わりにくくなります．学会発表に盛り込むのは重要なエッセンスだけで十分です．

- この症例について発表するのはこれが最後だから，全部載せたいと思いますか？　まだ，論文化があります．論文では学会発表に盛り込めなかった細かい情報も盛り込めます．

➡ ポスター発表では論文と同じくらいまで情報を盛り込めることもありますが，スライド発表の場合は，重要でない部分は質疑応答や論文化にとっておくぐらいでちょうど良いです．

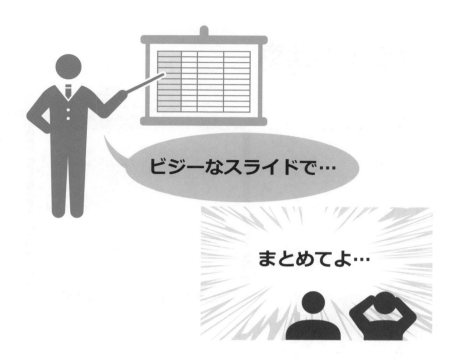

ビジーで見えないスライドは意味がない

- 症例報告の検査結果や，観察・介入研究のスライド，製薬会社のスライドに多いのですが，「ビジーなスライドで申し訳ありません」という方がいらっしゃいます．
- 製薬会社は，企業で定められたスライドを使わなければならなかったり，プロモーション規制であったり，やむを得ないところもあります．
- ➡ しかし学会発表では，「われわれ（聴衆）が見えないスライドをなぜ出すの？」，「もっとまとめられなかったの？」と思われてしまいます．せっかく先生の発表を聴きに来た聴衆の方に，ビジーで見えないスライドを出してしまうのは避けたいですね．

スライド比率

4：3　スクリーン

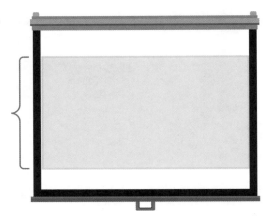

16：9　スライド

4：3か16：9か

- スライド比率は，以前のPowerPointでは4：3が標準で，PowerPoint 2019では 16：9 が標準です．
- しかし，16：9のスライドを作った場合，もし会場のプロジェクター・スクリーンが4：3であれば，スライドが小さく表示されてしまいます．表示されないことはありませんが，準備していたスライドと見え方が違ってしまうので，気を付けましょう．
- ➡スライドの縦横比は,「デザイン」→「スライドのサイズ」で変更できます．

2019年
学会別プロジェクター

地方会は4：3
総会は一部16：9

内科系地方会A	＊
内科系地方会B	＊
内科系地方会C	4：3
内科系地方会D	4：3
内科系地方会E	4：3
内科系地方会F	4：3
内科系地方会G	4：3
内科系地方会H	4：3
内科系地方会I	＊
内科系地方会J	4：3
内科系総会A	16：9
内科系総会B	4：3（一部16：9）
内科系総会C	＊
内科系総会D	＊
外科系総会A	4：3
外科系総会B	16：9
外科系総会C	4：3
小児系総会A	4：3

＊は記載なし

 スライド比率は事前に調べる

● 会場のプロジェクターがどちらの比率かは，発表者への案内に書かれています．

　4：3は古い規格で，16：9のプロジェクターに移行が進められています．

　WEB開催はほぼ全て16：9です．

➡ **発表者への案内は必ず事前に読みましょう．**

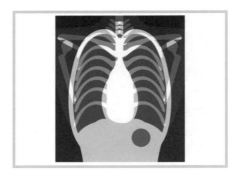

4：3に大判XP 1枚

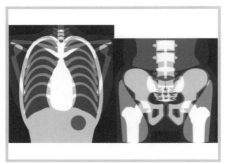

4：3にXP 2枚

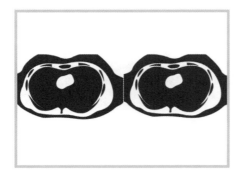

4：3にCT 2枚

● 4：3で画像所見のスライドは，XP・CTで2枚までです．CTならぎりぎり4枚入るのですが，画像を敷き詰めると見にくくなってしまいます．**1〜2枚の画像をスライドいっぱいに載せる方法がお勧めです．**

➡画像は適宜トリミングして，見せなくてよい部分を削って構いません．

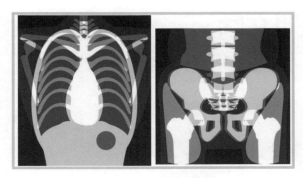

16：9に大判XP 2枚

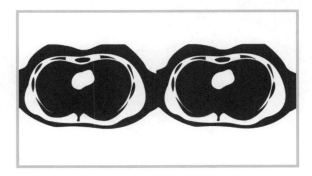

16：9にCT 2枚

● 16：9の方がXP 2枚は見やすくなります．やはり，**1〜2枚の画像をス**
ライドいっぱいまで載せる方法がお勧めです．

画像と説明文は
くっつける

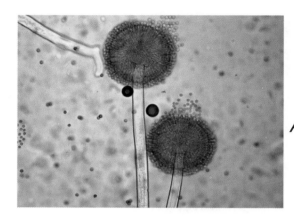

Aspergillus

Aspergillus

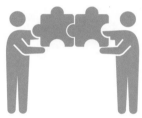

🔵 画像と説明文の位置

- 画像の説明文は，画像の上下左右どこでも構いません．デザインセンスとしては，「左に画像，右に説明文」，「上に画像，下に説明文」が良いそうですが，私たちはデザイナーではありませんので，上下左右はあまり問題ないと思います．
- ➡ いずれにせよ，画像と説明文は近くに置きましょう．

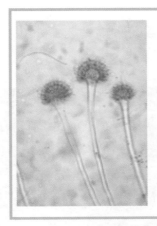

Aspergillus

この画像は
写真ACです

「左に画像，右に説明文」か
「上に画像，下に説明文」が
標準的

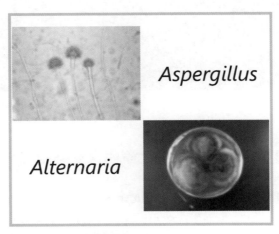

Aspergillus

Alternaria

説明文が遠いと
どちらの説明文か分からない

画像と文字を重ねる

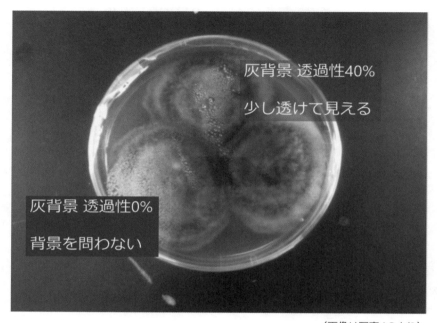

灰背景 透過性40%

少し透けて見える

灰背景 透過性0%

背景を問わない

（画像は写真ACより）

「塗りつぶし」で画像と説明文を重ねる

● 画像と説明文を重ねる場合は，画像によって見えにくくなります．文字の
  背景に「塗りつぶし」を使う方法や，袋文字を使う方法があります．

● 塗りつぶしで「透過性」を0％にすると，文字は見えますがあまり綺麗
  ではありません．透過性を40〜60％くらいにすると，文字が見えつつ画
  像を邪魔しません．

● 透過性は，「図形の塗りつぶし」→「塗りつぶしの色」から変更できます．

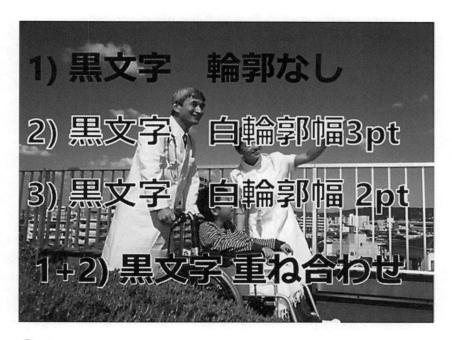

袋文字で絵と文字をかぶせる

- 袋文字とは，文字の輪郭を作って囲んでしまう方法です．

 1) の黒文字は見にくいです．

 2) は黒文字で，文字の輪郭を白色で3ptの幅で作っています．作り方は，
 文字を右クリックで「文字の効果の設定」から文字の輪郭を設定します．
 少し文字が目立ちすぎる感じがあります．

 3) は**2)** と同様に，輪郭の幅を2ptに狭めてみたものですが，やはり輪
 郭が目立ちすぎます．

 1+2) は，**2)** の文を背面に，**1)** の文を前面に出して重ねたものです．
 手間はかかりますが，輪郭が目立たず，文字もはっきり見えます．

- うまくいかない場合は，**2)** の文を選んで「最前面へ移動」→**1)** の文を
 選んで「最前面に移動」の後に重ね合わせてみてください．

段落間と行間を空ける

○○のため近医に通院していた. Ｘ年
○月より咳嗽と呼吸困難あり,
当科を受診した.
　・標準の箇条書きは
　・ちょっと狭い

○○のため近医に通院していた. Ｘ年
○月より咳嗽と呼吸困難あり,
当科を受診した.

・行間を拡げて

・文章に合わせて調節を

● 間を詰めすぎない

● PowerPointは標準で箇条書きになっており, 文章の行間は「1行」になっています. これが見にくいのです.

● 行間は**1.1〜1.3行**にすると見やすくなります. また, 段落前の間隔を0 pt, 段落後の間隔を6〜12 ptにすることで, 適度な行間になり読みやすい文章になります.

● 行間は「ホーム」→「段落」の右下の矢印ボタン設定できます.「倍数」で「1.1」や「1.3」と入力します. また, 段落前後の間隔も同じ画面で設定できます.

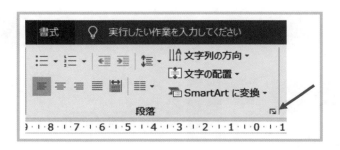

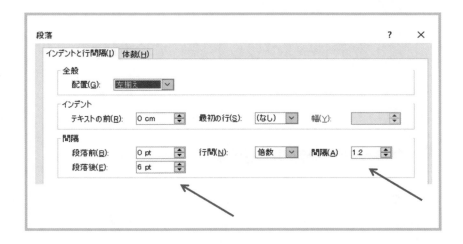

見えない線を合わせる

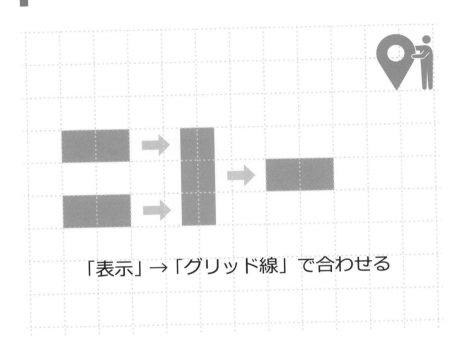

「表示」→「グリッド線」で合わせる

● グリッド線を活用しよう

● ずれているオブジェクトを合わせるだけで,スライドが見やすくなります.
　オートシェイプはもちろん,文字などのオブジェクトも合わせます.

● 「表示」→「グリッド線」にチェックを入れると合わせやすくなります.
　グリッド線は,スライドショーや印刷時には写りません.

● 左右や上下で中央に合わせたい場合は,「ホーム」→「配置」から左右中
　央揃え,上下中央揃えなどで揃えることができます.

検査結果の羅列は避けて！

【主要な検査所見】
血液：白血球6,530 /μL（Seq 58.0 %, Eosino 18.0 %, Baso 1.0 %, Lympho 16.0 %, Mono 7.0 %），赤血球404万/μL, Hb 11.7 g/dL, Ht 36.1 %, MCV 89.4 fL, MCHC 32.4 %, 血小板19.6万/μL.
血清生化学：TP 6.5 g/dL, T.Bil 0.6 mg/dL, AST 27 U/L, ALT 35 U/L, LDH 204 U/L, UN 15.8 mg/dL, Cre 0.43 mg/dL, Na 137 mEq/L, K 4.1 mEq/L, Cl 100 mEq/L, CRP 0.10 mg/dL.

（ダミーデータです）

● 検査所見は表に

● 検査所見の羅列は非常に見にくいので，表にしましょう.

● ちなみに，「○行ルール」（○は6や7が多い）は聞いたことがありますか？　あれは，「内容を吟味せよ」という意味で作られた標語なので，○行だったら詰めて書いてもいいという意味ではありません.

数値を揃える

WBC	14,330	/μL
Meta	**1**	%
Stab	**2**	%
Seg	29	%
Eosino	3	%
Baso	1	%
Lympho	53	%
Mono	8	%
At-Ly	**3**	**%**
RBC	301	万/μL
Hb	10.4	g/dl
Plt	24.6	万/μL

表で作っておき…

WBC	14,330	/μL
Meta	**1**	%
Stab	**2**	%
Seg	29	%
Eosino	3	%
Baso	1	%
Lympho	53	%
Mono	8	%
At-Ly	**3**	**%**
RBC	301	万/μL
Hb	10.4	g/dl
Plt	24.6	万/μL

罫線を透明に

手軽に数値を揃える

● 数値を揃える方法は，タブやスペースを使う方法や，表を使う方法があります．

　お勧めは表を使う方法で，まず表を作って数値を入力して「右揃え」にします．最後に表の「罫線（けいせん）」から「枠なし」を選ぶと完成です．

表を見やすく

	day 1	day 7	day 14	day 21
検査A	0.1	10.0	15.0	1.5
検査B	2.0	20.0	1.0	0.1
検査C	10	20	10	10

罫線を横のみに
内部余白を広めに
セル背景に淡い色

	day 1	day 7	day 14	day 21
検査A	0.1	10.0	15.0	1.5
検査B	2.0	20.0	1.0	0.1
検査C	10	20	10	10

● 表は抑揚をつけて

- 表を見やすくするポイントは，縦の罫線を入れないこと，表の余白を作ることです．
- 縦の罫線を見えなくするには，罫線のタブから「表のスタイル」で縦の罫線を外すか，白色の罫線を引く方法があります．
- 表の余白は右クリックから「図形の書式設定」→「図形のオプション」→「テキストボックス」から変更できます．上下0.1〜0.3cm程度で十分です．
- 背景に淡い色をつけて見やすくする方法もあります．「図形の塗りつぶし」から背景色を変更できます．

下罫線の引き方

西暦	和暦	十二支
2013	平成25	へび
2014	平成26	うま
2015	平成27	ひつじ
2016	平成28	さる
2017	平成29	とり
2018	平成30	いぬ
2019	令和1	いのしし
2020	令和2	ねずみ

こう罫線を引きたいのに

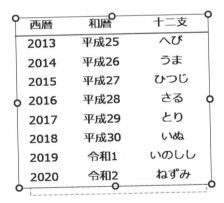

引けないとき

西暦	和暦	十二支
2013	平成25	へび
2014	平成26	うま
2015	平成27	ひつじ
2016	平成28	さる
2017	平成29	とり
2018	平成30	いぬ
2019	令和1	いのしし
2020	令和2	ねずみ

下端の行を選び…

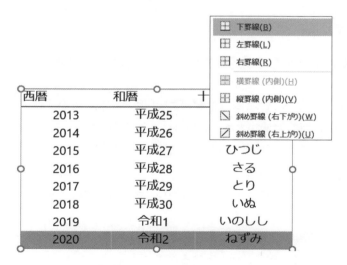

「表のスタイル」の
下罫線でひけます

アニメーション

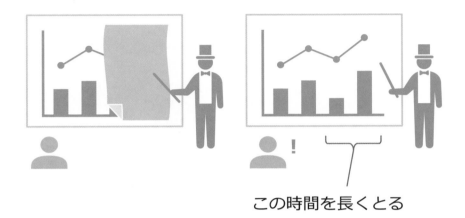

この時間を長くとる

● 後から出てくるアニメーションは要注意

● アニメーションを使って文字や経過表を段階的に出していませんか？

うまく使えば，経過が大きく変わるサプライズを演出できます．しかし，後から文字や経過表が出てきた部分を見る時間が足りないと，内容が伝わりにくくなってしまいます．

この方法を使う場合には，後から出した部分のための時間を十分とりましょう．

● またこの方法は，スライドに内容を詰め込みすぎると内容がかえって伝わりにくくなってしまい，使いどころが難しい方法です．

アニメーション回避 1

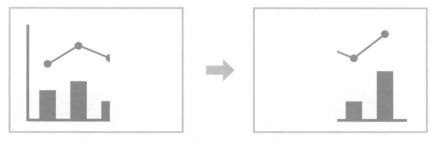

2 つのスライドに分ける

アニメーション回避 2

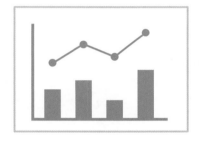

最初からすべて出す

● アニメーション / 画面切り替え効果は必要 ?

- アニメーションはスライド修正に時間がかかります. 発表中にクリックを余分にするのも手間です. 下手なアニメーションを乱発すると, 聴衆の気が散ってしまいます. このような事情があり, ごく一部の学会では, アニメーションを使わないよう案内があります.
- これまでレジデントのスライドを見てきましたが, **アニメーションの9割は,削った方が伝わりやすくなりました**. 余分なアニメーションがないか, 探してみませんか?
- 画面切り替えの効果も同様です. うまく使えばメリハリがつきますが, 下手な画面切り替え効果は聴衆の気が散ってしまいます.

話の流れは左上 → 右下

bad

good

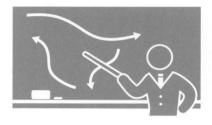 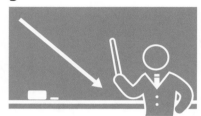

 Where?

 ！

● 左上から右下へ

- スライドに内容を盛り込むあまり，話す順番が右へ左へ行ったり来たりする発表をする方がいらっしゃいます．これでは聴衆はどこを見たらいいのか分からなくなり，内容が伝わりにくくなってしまいます．
- 聴衆の目線は，スライドの左上から始まって右下まで向かっていきます．スライドの説明の流れも同じ流れにして，途中で逆流しないようにしましょう．

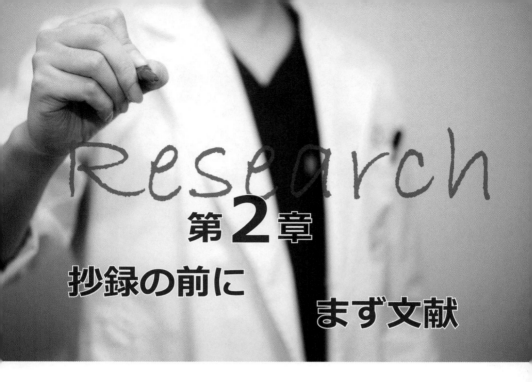

Research

第2章

抄録の前に
まず文献

分かっていること

ビミョーなライン

分かっていないこと

発表・論文化できるコト

さぁ抄録を書こう，演題名を決めようと学会発表の準備を始めるその前に，文献はいくつ読みましたか？

文献を集めれば，「何が分かっていて，何が分かっていないことか」が分かります．

「分かっていること」を発表してもあまり意味がないので，「分かっていないこと」を探します．

症例報告では10〜15程度，臨床試験では15〜20程度の文献を集めれば十分です．学会発表では，集めた文献の1/3〜1/2は発表に入れて，残りは質疑応答や論文化の際に使うかもしれません．

文献集めは効率よく

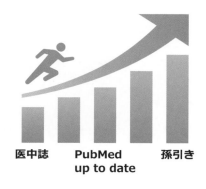

医中誌　PubMed　孫引き
up to date

● 読んだ数がものを言う

● 文献集めにできるだけ労力をかけない方法があります．

1. まず該当する疾患について，和文の「解説・総説」の文献や成書・ガイドラインを読みます．何が標準的な医療なのか，何が分かっていないことなのかをざっと確認します．

和文論文は「医学中央雑誌」，「メディカルオンライン」などで探せます．多くの施設で，いずれかは契約しているはずです．成書・ガイドラインは指導医から借りるのもよいです．英語が得意なら「up to date」から読んでもよいです．

2. 次に，和文の「原著論文」で該当する疾患の論文を読みます．

これまで集めた文献の「References」を見て，まだ読んでいない論文を読みます．特に**多くの論文で引用されている論文**を優先してください．

3. 「PubMed」で最新の文献を探します．これまでに集めた論文のabstractやtitleから検索語句を選び，3年以内の論文を中心に読みます．

➡ 文献取り寄せ方法や経費は施設によって異なりますが，読んだ数がものを言います．とにかく読みまくりましょう．

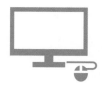

「Lung Cancer」という雑誌の論文を 検索したい…

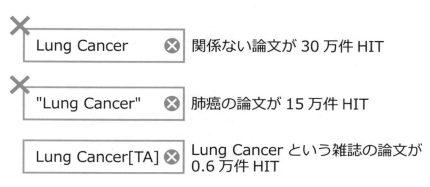

PubMedの小技

- 例えば，PubMedで「Lung Cancer」という雑誌を検索するとき，検索 窓に「Lung cancer」と入力しても，肺と癌関係の論文が多数HITするも のの，目的のものが見つかりません.
- こういうときは，"lung cancer"とダブルクォーテーションで囲むと， lung cancerとして肺癌の論文がHITするようにできます. さらに， "lung cancer[TA]"とタグをつけて検索すると，"lung cancer"という雑 誌だけを検索できます.
- また，左の"ARTICLE TYPES"からRandomized Controlled TrialやMeta -Analysisだけを検索することもできます.
- タグは 著者名[au]，論文タイトル[TI]，出版年[DP]も便利です.
➡ もっと知りたい方は，googleで"PubMedタグ"で検索すると，いろいろ な説明書が見つかります.

抄録の書き方

1. その疾患について勉強する

2. 自分の症例で
「これまでの報告と違うところ」や
「苦労したところ」
を探す

3. この新しい知見や苦労した経験
を皆で共有しよう

● 抄録はみんな書ける

● 抄録は最初の関門です.

● ポイントが分かっていないので書きにくい場合は,文献集めのところから
考え直してみてください.これまでの報告と違うところは新しい知見かも
しれません.苦労したところは,他の医師も苦労するところでしょう.こ
れらの経験を,皆で共有するつもりで書いてみてください.

● 初めてなので書きにくいという場合は,指導医と一緒に頑張りましょう.
学会発表を後延ばしにしても,いいことはありません.医師の経験年数が
上がるごとに,発表の質が求められ,症例報告程度では発表しにくくなる
からです.失敗してもいいレジデントのうちに,どんどん発表して場馴れ
しましょう.

⬤ オンライン抄録システムの小技

● 近年のほとんどの学会では，オンラインで抄録を登録できます．

● このシステム上で抄録を書くと失敗しやすくなります．あらかじめ抄録を文書ファイルで作成しておき，コピーペーストで記入しましょう．

● なお，下書きのWord文書ファイルでは字数制限内でも，抄録システムでは字数オーバーすることがあります．

　これは，**「半角英数字2文字で全角1文字相当」**という抄録システムの**数え方を，Wordでは正確に数えられない**からです．ここは抄録システムに従いましょう．

● このシステムでは「HTMLタグ」が使えます．2000年頃は，ホームページをHTMLタグという方法で自作することが流行していました．

　抄録もHTMLタグを使った方が見やすくなりますが，必須ではありません．

入力	表示
<B> 太字 </B>	**太字**
<I>Pseudomonas</I>	*Pseudomonas*
文献 ⁽¹	文献 $^{(1}$
CO₂	CO_2
改行 改行	改行 改行

演題名

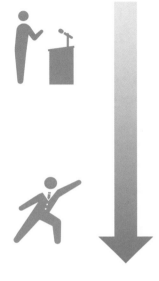

演題名に迷った一例
学会発表の演題名の検討
演題名の多様性

演題名、そして
〜君は夜明けまでに決められるか？〜

● 演題名のつけ方

● 演題名は，症例報告であれば「〜の1例」，施設で症例を集めた検討であれば「〜の検討」「〜の解析」などが多いです．

● 疑問形は挑戦的な印象ですが，しばしば使われます．小説や映画のタイトルのような凝ったタイトルは，ちょっとやりすぎです．

● 検査や治療など発表のキーワードとなる用語は必ず入れましょう．

➡ 特にポスター発表では，タイトルを見て何の研究か分からないと素通りされやすくなってしまいます．タイトルが長すぎる場合は，サブタイトルをつける方法も良いです．

実際の演題のタイトルは？

● 下記は2019年のとある学会の総会と地方会の一般演題（スライド発表）
です．全演題のうち前半分だけを集計しました．地方会はレジデントが症
例報告で発表練習をする場所になっているのが分かります．

総会70題中	
語尾が	
「～例」	4
「～検討」	23
「～である」	1
「～しうる」	1
「～特徴」	4
「～関連 or 関係」	3
「～比較」	2
「～影響」	2
「～試験 or 研究」	12
「～解析」	4
疑問形	3
その他	11
サブタイトルあり	4
地方会 レジデント132題中	
「～例」	110
「～解析」	1
「～検討」	15
その他	6

現病歴

- **患者さんが主語**
  （×）近医で手術した　　　　（○）近医で手術された
- **過去形で**
- **「てにをは」を抜きすぎない**
  体言止めはケースバイケース
  （○）紹介受診．同日入院し手術．
  （○）紹介受診した．同日入院し手術された．
  （○）紹介され受診した．同日に入院し手術された．
  （○）精査加療目的で
  （△）右肺結節影指摘

⬤ 現病歴の暗黙のルール

- 患者さんが主語です．診断した・治療したのではなく，診断された・手術されたと書きます．
- 自施設に来院・入院する前の出来事なので，過去形で書きます．
- 論文と異なり，スライドの文章は体言止めにしても構いません．体言止めや，「てにをは」の助詞を抜いて言葉を連結することで，文字数を減らせます．言葉の連結は4文字を超えてくると変な日本語になりやすいので気をつけます．また，漢字が6文字以上続くと，コピー＆ペーストした際に中国語と判定されてしまうことがあります．

  office特有の問題で，似ていますが違う漢字なので気をつけましょう．
- ➡体言止めや助詞の省略をどこまで良しとするかは，学会の風潮や指導医の好みが大きいので，指導医と相談してみてください．

現病歴の不思議なコトバ

胸痛にて近医 CT にて…
煮なくていい！

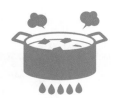

認めてやろう…

異常影を認め肺炎を認め…
認めてもらわなくていい！

🔵 同じ言い回しを繰り返さない

● 「にて」は場所や手段を表します.

　「近医**にて**CT**にて**肺炎を**認め**, 抗菌薬**にて**加療され改善を**認めた**.」

● このような文は, 医学界特有のものです.「にて」や「認めた」に限ったことではありませんが, 同じ言い回しではなく言い回しを変えるのがきれいな日本語です.

● 先ほどの例文は,

　「近医のCTで肺炎を指摘された. 抗菌薬で加療され改善した.」

と言い回しを変えることができます.

現病歴から除けるもの

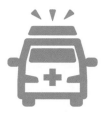
来院手段

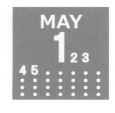
日付

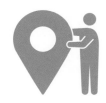
住所など個人情報

● 載せなくてよいものもある

- 救急車で来院しようが，自家用車で来院しようが，多くの場合は重要ではありません．
- 日付の情報も，季節性の疾患でなければあまり重要ではありません．学会によっては，個人情報に配慮しつつ「年月まで記載してよい」などルールを設けています．
- 近年は，「20××年」のような近未来のフィクションのような書き方が流行っています．理由は定かではありませんが，そもそも英文のCase Reportでは"A 40 -year-old man presented to our hospital…"なんて書き出しで，来院日時を書かないこともあります．
- ➡ 前医の病院名や，住所など個人情報に関わるものは，むしろ載せないようにします．

現症はメリハリをつけて

現症は「ないこと」にも意味がある

● 載せるべき陰性所見

- 現症は，頭頚部から四肢まで所見を書いていくと膨大な量になります．これらをすべて書く必要はなく，メリハリをつけて書きます．
- 現症の中でも「ないこと」，つまり陰性所見が重要な意味をもつものがあります．例えば，特発性の診断は，あらゆる原因がないことを示した除外診断です．また，ある疾患で高率に陽性になるものが，陰性だったら別の疾患かもしれません．
- 「ないこと」に重要な意味がないのであれば，「頭頚部：異常なし」や，「他，異常なし」などまとめて記載しても構いません．
- ➡ また，既往歴や家族歴のうちでも，本題とあまり関係ないことは書かなくても構いません．

経　過

・**文章よりも図表で説明**
・**医療者が主語**

　（×）手術された
　（○）手術した

　言わずもがな
・**過去形で**

● 経過の暗黙のルール

● 経過は検査結果の推移や，手術，画像所見の変化など，文章よりも図表で
　説明しなければ伝わらない情報が多数あります．
● 現病歴は患者さんが主語ですが，経過は医療者が主語で説明します．
● 過去形で表現するのは，言わずもがなですね．

経過から除けるもの

・「となった」

（△）入院となった

（△）手術となった

・○○科で

（×）大腸癌のため外科で手術された

（×）耳鼻科で耳下腺生検を施行頂いた

● 症例に対し責任をもつ

● 「となった」は，いろいろな経過や変化があったことを示す言葉です．
しかし，「（演者が）手術した」のではなく，「（自分の意思とは関係なく）
手術となった」と，他人事のように聞こえてしまいます．

● 演者は，症例をすべて自身で診療した体で発表します．これは症例に対し
て責任をもつことだと，私は思います．

➡ もちろん，自分でできない検査や治療は他科に紹介するかもしれません．
しかし，科の役割分担はその施設内のルールですから，学会発表で述べる
ことではありません．もし自分が内科医であっても，「手術した」と発表
してください．

経過表

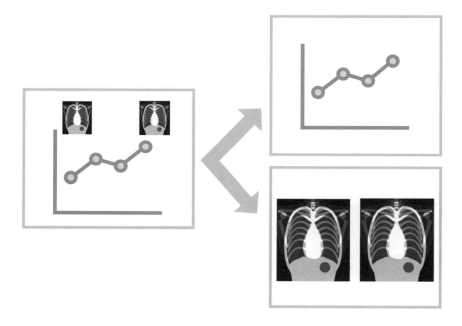

1枚にまとめなくてもよい

● 経過表は必ずしも1枚にまとめる必要はありません.

● 特に，画像とグラフを1枚に詰め込むと，スペースが足りなくなって画像が見えなくなってしまいます．画像とグラフは別のスライドにして経過を示した方が見やすくなります.

経過表のイベント記載

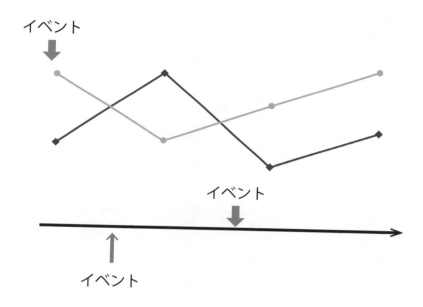

イベント

イベント

イベント

● 関連のあるものは近づけて

● 経過表に入院や手術などのイベントを記載する場合は，時間軸の上下につけるか，グラフにつけるかです．

● 特定の数値とイベントの関連を強く示したい場合はグラフに近づけて，そうでなければ時間軸に近づけた方がわかりやすくなります．

経過表の症状記載

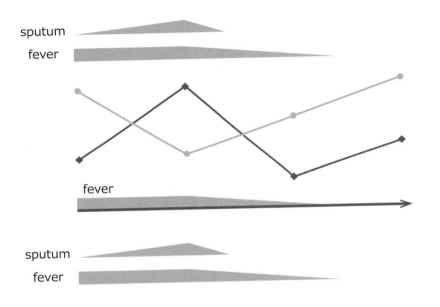

症状は図で

- 経過表に症状を記載するには, グラフの上, 時間軸の下がよい場所です. もし1項目のみであれば, 時間軸の上に乗せることもできます.
- いずれの場所でも, オートシェイプを使って症状の強弱を示す方法が一般的で伝わりやすいです.
- 上の例では, 三角形や四角形などのオートシェイプを組み合わせています.

経過表の治療記載

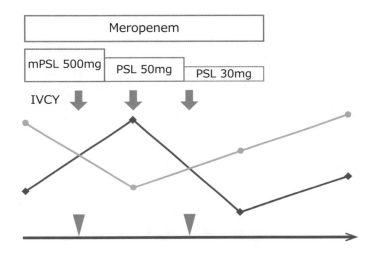

● 主要なものに絞って記載する

- 治療薬が複数の場合は，スペースが必要なのでグラフの上に記載するのが良いです．すべての治療薬を載せるのではなく，疾患や方針に関わる主要なもののみに絞ります．
- 連日投与は四角いオートシェイプで，単回投与は矢印や三角のオートシェイプが見やすいです．この場合はオートシェイプの色を目立つ色にしても大丈夫です．
- たとえ症例報告であっても，経過よりも手技や診断の方が重要な場合は，経過表はなくても大丈夫です．

経過表のグラフ

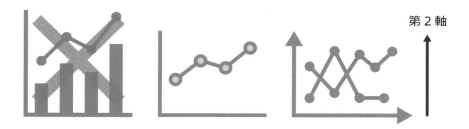

第2軸

第2軸も使って

- 棒グラフ＋折れ線グラフはビジネス領域ではよく見かけますが，学会発表には向いていません．治療や症状などを記載するため，棒グラフが入るスペースがありません．
- 検査結果が1種なら1軸，検査結果が2種類なら2軸です．検査結果は多くの場合は単位が異なるので，第2軸を使わないと入らなくなります．
- 第2軸は，第2軸にしたい部分のグラフをクリックしてから，右クリックして「データ系列の書式設定」→「系列のオプション」→「使用する軸」で第2軸を選べば設定できます．

考　察

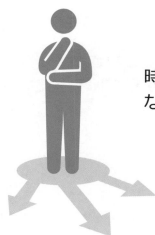

時系列で分岐点を振り返る
なぜ、その分岐を選んだのか？

● 考察がネタ不足のとき

● 診断・治療には必ず「分岐点」があります．なぜ，その分岐を選んだのか，
　カルテで時系列を振り返ってみましょう．

● なぜ，これを検査したのか？　検査しなかったのか？

● いくつかある治療の選択肢から，なぜこれにしたのか？

● この考え方は，考察のネタになり得ます．

考察のネタが全く出てこないとき

抄録に振り返って
ひたすら文献を読む

ひたすら文献を読もう

●抄録の項を振り返って，「何が分かっていて，何が分かっていないことか」
が分かるまで，ひたすら文献を読みましょう．特に考察・discussionを
読みます．

●それでもどうしても思いつかなければ…

指導医にヒントをもらいましょう！

（丸投げしてスミマセン）

考察のネタがまとまらないとき

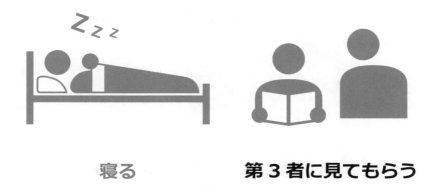

寝る　　　　　　第3者に見てもらう

🔵 気分転換で書けることも

●ネタはあるけれど，どうつなげて良いかわからない，こんがらがってまとめられないときは必ず来ます．

できるだけ**快適な状態で寝ましょう**．
　意外と次の日はすんなり書けることもあります．

●症例のことを知らない**第3者に原稿を見てもらう**のもよいです．指導医も症例のことを知っているので，「症例を知らない人からどう見えるか」がわからないのです．同僚のレジデントや同じ科の指導医が良いでしょう．

考察のネタが多すぎるとき

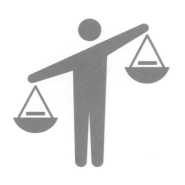

優先度が高いもの

- 新しい知見
  （検査・治療など）

- 重篤な合併症

- 非常に稀なもの

- 診断や治療が難しいもの
  （特に教育的なもの）

優先順位をつけよう

- １つの学会発表で言えることは１つです．考察のネタが多すぎるときは，優先順位をつけましょう．

- 診断基準，治療法などすべてについての考察を入れる必要はありません．学会発表では時間が限られており，優先順位をつけないと納まりきりません．

- 例えば疾患の概要のスライドは，聴衆が知っているかどうかで採否を考えます．極めて稀な疾患や，聴衆の専門外の場合は概要のスライドを入れたほうが分かりやすく，聴衆が知っていて当然であれば入れないほうが良いです．

- 反省点やpitfallについての教育的なスライドは，臨床医なら誰しも難しいと思う内容にしましょう．内容によっては，「みんな知ってるけど，発表者は知らなかったの！？」と散々なことになりかねません．

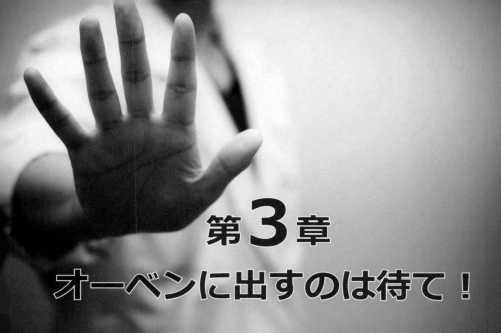

第3章
オーベンに出すのは待て！

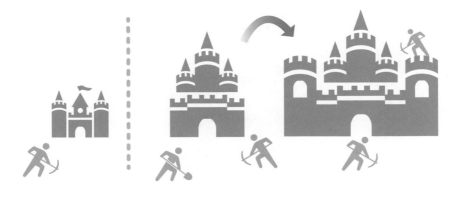

指導医と完成させていくために
体裁はあらかじめ整えておく

● 指導医のチェックや予演会を経て，学会発表を完成へ導いていきます．
　1回見せたからOK…というわけではありません．1回のチェックや予演会で修正できる量には限界があり，どんなに頑張っても1回で完成させることはできません．

● 指導医にも，予演会のために医師が集まることにも，時間や労力の限界があります．

● 体裁の修正箇所が多いと，それを手直しすることで手いっぱいとなり，内容の議論が不十分になりがちです．体裁をあらかじめ整えておけば，その分だけ指導医と内容を推敲できるようになります．

レジデントのスライドの8割は

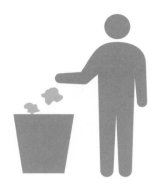

「削る」だけで良くなる

- 発表の予行では，ほとんどのレジデントの先生は時間オーバーします．時間オーバーするならいろいろ削るチャンスです．削るのは，内容，文字など様々ですが，削るだけで伝わりやすくなることが多いです．
- 削ることで内容が薄くなってしまうのは，あまり心配しなくて良いです．発表で伝えたい最も重要なこと以外を削っていくことで，逆に伝わるスライドにできます．

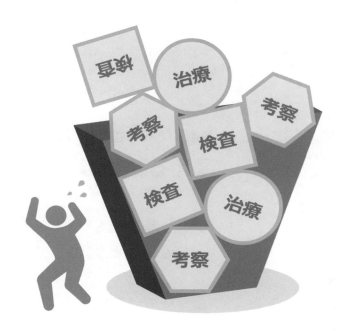

あふれる内容

● 頑張って診療した内容や調べた内容を，すべて学会発表スライドに盛り込もうとしていませんか？

● 頑張ったのはわかりますが，情報を盛り込みすぎると時間オーバーになりますし，イイタイコトも伝わらなくなってしまいます．

なお，「イイタイコト」をカタカナで書いているのは，
駿台の藤田修一先生に影響を受けたものです．

結　語

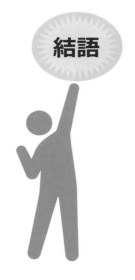

結語

1回の発表で
言える結語は **1**つ

もっと言いたい？
じゃあもっと発表しよう！

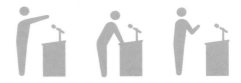

● 結語は1つ

●内容があふれるときは，まず結語を最優先します．

　　結語はその発表でのイイタイコトで，
　　1回の発表で言える結語は1つです．

●もっとイイタイコトがある場合には，発表回数を増やしましょう．指導医
　はよろこんでお手伝いします．

すべてのスライドは結語のため

プレゼンの流れ

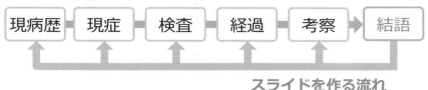

現病歴 → 現症 → 検査 → 経過 → 考察 → 結語

スライドを作る流れ

観察・介入研究の場合

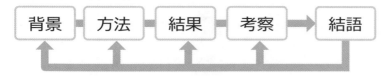

背景 → 方法 → 結果 → 考察 → 結語

● 結語のために必要なスライドを作る

- とりあえず現病歴から経過まで作っておいて，考察と結語は最後に作る…なんてこと，してませんか？
- 内容があふれてしまうのは，この作り方をしているためです．
- **すべてのスライドは，結語のためにあります．** 結語に必要なスライドを作っていくことで，余分な情報が入りにくくなります．
- とはいえ，退院サマリーをもとに現病歴から作ってしまったことはありますよね．その場合の整理方法があります．

結語に関係の少ない
スライドを削る

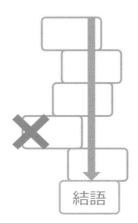

削ることで話が一直線になる

- 結語に向けて話が一直線になっているか，各スライドの役割を見直してみて，**結語に関係のないスライド**を削ってみましょう．
- 診断が主体なら経過は少なくて良く，治療が主体なら診断は少なくて良いでしょう．
- すべての情報を盛り込むのではなく，質疑応答や論文化にとっておくくらいの余裕があると良いです．

あと一歩惜しい 結語

- 「珍しい症例を経験した / 〜を経験した」
  で終わってしまう

- 条件を述べずに
  「〜は鑑別に挙げるべきである」

- 〜と思われる

- 3段落以上 / 6行以上ある

● 有終の美を飾る結語が，少し残念なことがあります．

● 「珍しい症例を経験した / 〜を経験した」で終わってしまうと感想文になってしまいます．その症例から学んだ診断や治療があるはずなので，それを述べましょう．

● 珍しい疾患を鑑別に挙げるのは難しいです．闇雲に日常診療で鑑別に挙げてしまうと鑑別リストが大変なことになります．どのようなときに鑑別に挙げるべきなのかを述べます．

● 「〜と思われる」と書いてしまうのは自信がないときです．標準的な診療から外れたり，エビデンスがなかったりで自信がないことはしばしばあります．「有用である」と断言しにくいときには無理に断言せず，「〜の可能性がある」くらいで大丈夫です．

● 3段落以上 / 6行以上ある結語は長すぎです．ほとんどの症例報告は1〜2段落で3〜5行でまとめられるはずです．結語は短く締めましょう．

削れるもの

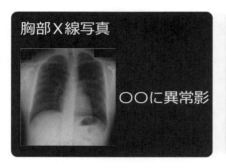 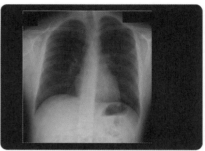

なくてもわかるものを消す

文字を消す

- PowerPointでは標準で「タイトル」がつきますが，不要なタイトルはつけない方が見やすくなります．

  特に画像など，「つけなくても誰もがわかるもの」は消した方が見やすくなります．その代わりに画像を大きく載せましょう．

- 誰もが分かるものがどの程度かは，聴衆の専門性によります．より専門的な学会になるにつれて，専門用語を省けます．

文字を削る

- 体言止め

- 文字が多い部分を図表に

  ここはバナナを置くなよ
  絶対に置くなよ！
  危ないぞ危ないぞ滑るぞ滑るぞ　

- 冗長な言い方を縮める
  することができる
  であると考えられる

- 句読点を使わない箇条書き

● 文字を削る

- 論文では許されませんが，学会スライドでは体言止めが許されます．どの程度許されるかはケースバイケースなので，指導医と相談しましょう．
- 文字は図表に，できれば図にしましょう．
- 冗長な言い方を縮めます．例えば，

診断することができる	➡	診断できる
であると考えられる	➡	である
検査を実施した	➡	検査した

- 箇条書きは，ただ文章を箇条書きにするのではなく，「句読点をつけなくてよいと思う程度まで」短くしましょう．

動画を削る

学会の反応は？ ──┬── 動画 Welcome
　　　　　　　　　　　循環器や外科系など

　　　　　　　　├── PC 持ち込むならご自由に
　　　　　　　　　　　多くの学会

　　　　　　　　└── 動画 NG
　　　　　　　　　　　地方会など

動画にすべき部分は？
静止画の方が良い部分は？

● ケースバイケース

- 動画への対応は，学会によってかなり差があります．
- 循環器系や外科系学会では，手術などの動画のため，標準のコーデックで あれば再生できるよう環境が整えられています．

　　その他の学会では，PC 持ち込みであれば動画が使える学会，できるだ け動画を使わないよう求める学会，動画を禁止する学会もあります．

- 動画の方がわかりやすい場合もありますし，静止画だと説明コメントを付 けられます．どちらが良いかケースバイケースなので，指導医とも相談し てみてください．

　（指導医と相談してくださいばかりで申し訳ないのですが，これは科による違いが大き いので勘弁してください…）

画像を削る

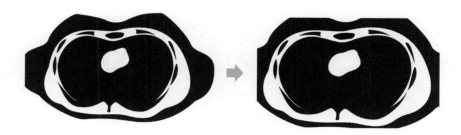

トリミングして拡大する

- 特に画像所見ですが,XPやCTがスライドに入りきらないことがあります.
- この場合は,「トリミング」で重要度の低い部分を切り落とすことで, 同じスペースでより画像を拡大して見せられます.
- 「書式」→「トリミング」でできます.

いろいろ削る

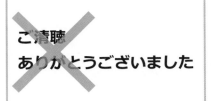

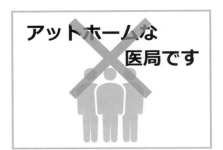

● 削れるものは多い

- 「ご清聴ありがとうございました」というスライドは不要です．最後のスライドは，まとめや結語のスライドにする方が学術的です．
- 発表最後の集合写真も蛇足です．ちなみに，**アットホームで雰囲気のいい職場アピールは，ブラック企業の徴候**とされています．

    これから研修先を選ぶ方は，Googleで "ブラック企業 集合写真" で検索してみてくださいね．
- 謝辞は，共同演者ではないけれど，お世話になった方なので入れたいと思う気持ちは分かります．しかし，学会発表ではなかなか謝辞にさけるスペースや時間はないでしょう．

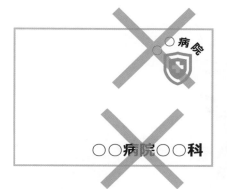

● 医局のロゴマークがあると，視線をとられて内容に目が行きにくくなります．どうしても入れたいなら，最初のスライドだけなど限定的にした方が良いです．

　医局によっては，ロゴを入れるよう指導されているそうですが….

● 内容のレジュメは不要です．講演ではあった方が良いのですが，学会発表では発表時間が短いため，レジュメのスライドを出す余裕がありません．

● PowerPointでは「ヘッダーとフッター」からスライド右下にページ数を入れることができます．

　講演では「○○ページのスライドですが…」と質問できます．しかし，学会発表ではスライドは発表終了と同時に消えてしまい，質疑応答でページ数を言われても戻って見られません.学会発表ではページ数は不要です．

余白を埋めない

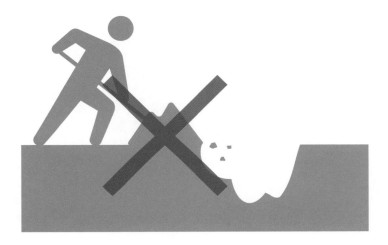

● 余白は，埋めなくてかまいません．余白があると埋めたくなりますが，
  1枚のスライドに情報を詰め込みすぎないようにしましょう．

匿名化

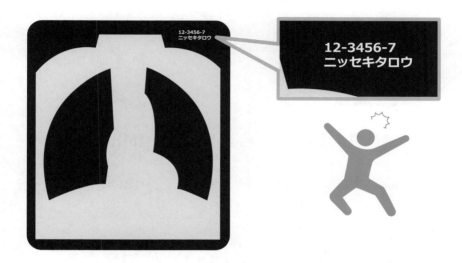

12-3456-7
ニッセキタロウ

● 個人情報は見えないように

● 匿名化を忘れやすいところは，何らかの画像を張り付けたところです．レントゲン，CT，病理写真などの個人情報は，病院からデータを持ち出す時点で匿名化されているはずですが，もしされていなければ，ペイントソフトで消したり図形で消しましょう．

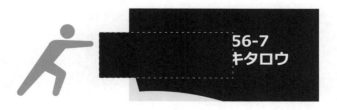

56-7
キタロウ

● ただし，この方法は応急処置なので，元ファイルを開けば個人情報が見えてしまいます．ファイルを配布するときは気をつけましょう．

句読点

,　コンマ

、　読点　テン

.　ピリオド

。　句点　マル

,.　医学論文

,。　公用文

、。　IME 標準

、.　（使わない）

 決まりはないけど 揃えよう

● 発表内で統一する

- 句読点は「,（コンマ）」,「、（テン）」,「.（ピリオド）」,「。（マル）」があり, 組み合わせは4通りではなく実質3通りです.

- 「,.（コンマ ピリオド）」は医学論文では標準ですが, Windowsでは「、。（テン マル）」が標準です. 以前は公用文で「,。（コンマ マル）」が使われていましたが, 近年は「、。（テン マル）」が使われます.

- 学会発表では「、。（テン マル）」でも「,.（コンマ ピリオド）」でも構いません. ただし発表内で統一しないと, スライドはともかくポスターでは目立ちます. どちらかに揃えるようにしましょう. 間違えやすいのは, 文章をコピー＆ペーストしたときです.

スライドの句読点を一斉に検索する

●スライドの句読点を一斉に点検するには,「Ctrl + F」のショートカットキーがお勧めです.「Ctrl + H」で句読点を置換することもできます. この処理はスライドの最後の仕上げに行う方が, 手間がかからずに済みます.

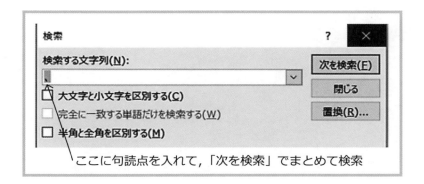

ここに句読点を入れて,「次を検索」でまとめて検索

句読点を変換しない

●日本語論文を書くときに,「、。 テン マル」を「,.（コンマ ピリオド）」に変換するのが大変な場合は, IMEもATOKもプロパティから変更できます.

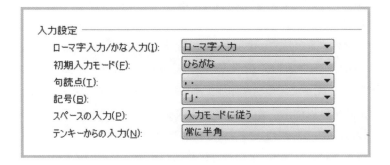

みんな忘れる単位

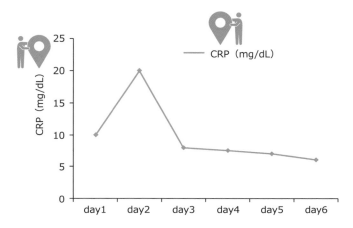

単位間違い，単位抜け

- 検査結果や経過表のスライドに多いのが単位抜けや単位間違いです．グラフの単位抜けは本当に多いです．凡例か軸かのいずれかに単位をつけてください．グラフのExcelデータを書き換えるよりも，「挿入」→「テキストボックス」で書き加える方が簡単です．
- Caのように，mEq/Lとmg/dLなど複数の単位がある項目は，自施設の単位を確認しましょう．
- 国内と海外で測定方法やキットの違いで単位が違うこともあります．例えば，"IU/L"は国際単位（international unit）ですが，本邦では日本臨床化学会（JSCC）により基準値が定められ，"U/L"が用いられています．
- リットルは，以前は"ℓ"や"l"（小文字のエル）と書いていましたが，"L"（大文字のエル）が正式な書き方になりました．
- 上付き・下付き文字は，HCO_3^-（"3"は下付き，"−"は上付き）など血液ガス所見などで使います．

細かい記載のルール

（△）30mg

（○）30 mg

数値と単位の間は半角スペースを入れます.

℃は半角スペースを入れないことが多いです.

％（パーセント），°（度）は半角スペースを入れません.

（△）300000/μL

（○）30.0×10⁴/μL

血小板など桁数が多いものは，単位の桁数を少なくしましょう.

一般名

● 薬剤名は一般名で書きます．もし，薬剤アレルギーや，特定のメーカーの添加物が問題となる場合には，薬剤名の後にカッコで商品名を入れることもあります.

● 商品名の場合に付ける記号ですが，インスリン注射針などの器具は ™（Trademark）が多く，薬の商品名は ®（Registered. 登録商標）が多いです．分からないときはその製造元のホームページを見れば良いですが，そもそも一般名にしておけばあまり困ることはないでしょう.

菌名はイタリックで頭文字は大文字に

● 菌名は頭文字は大文字で，**イタリック体で記載するのが慣例です**．連鎖球菌，レンサ球菌，streptococcus など複数の表現があるものは，統一しましょう.

（△）Pseudomonas aeruginosa

（△）*pseudomonas aeruginosa*

（○）***Pseudomonas aeruginosa***

誤字・脱字

誤字・脱字を見つけたときの指導医

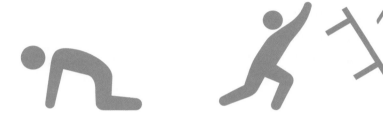

注：心情表現です

● 誤字・脱字・誤変換・異常値の強調忘れ

● 項目を設けるようなことではないですよね…

でも本当に多いです….

● 仕事で忙しい中，期限に追われて頑張ってくれた．でも，指導医に出す前
に誤字・脱字・誤変換は直してください！

なお，図は指導医の心情表現です．
実際には優しく指導するはずです．

用語の統一

緊急で入院を要する程度

ICU に入る程度

重症

急性期治療を要する

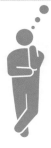

観察・介入研究では
曖昧な用語は「定義」しよう

発表内は同じ用語で

● ガイドラインで定義されていない曖昧な用語があります．例えば，重症，緊急，急性期，強陽性などは直感ではわかると思いますが，しばしば定義されていません．

● 特に観察研究・介入研究では，用語の定義がなければ自身で定義して，発表内では同じ用語を使うようにします．ガイドラインに定義がなければ，これまでの報告を参考にして自身で定義して構いません．

● 文章を書くときに，同じ言い回しが続かないように，あえて表現を変えるというテクニックはあります．しかし，用語については1つの学会発表・論文の中では同じ用語を使うようにしてください．

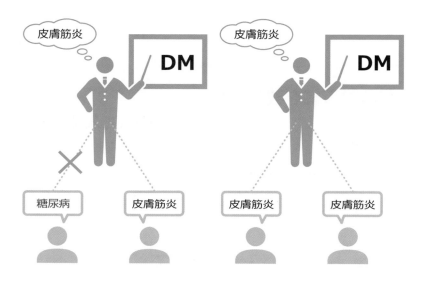

内科学会の場合　　　　リウマチ学会の場合

略語の統一

● 論文で略語を初回に使うときは，"日本語（英語：略語）"と書きます．例えば，"非侵襲的陽圧換気療法（noninvasive positive pressure ventilation：NPPV）"です．「この論文読む人はNPPVなんて略語はみんな知ってるよ！」，と思っても書かなければなりません．論文は正確に記録を残すものだからです．しかし，**学会発表では，「その場の皆が同じものを思い浮かべる場合に限って」いきなり略語を出しても許されます．**これは抄録などで内容を多く記載したり，短時間で内容を伝えるために必要な"省略"と考えられています．

● 略語は発表の中で統一するようにしましょう．前述のnoninvasive positive pressure ventilationは，NPPVと略すことが多いですが，NIPPVと略しても間違いではありません．このような場合は，PubMedや医学中央雑誌でどちらが一般的か調べたり，学会によっては用語集で規定していることもあるので，それに従いましょう．

全角英数字は見た目が良くない

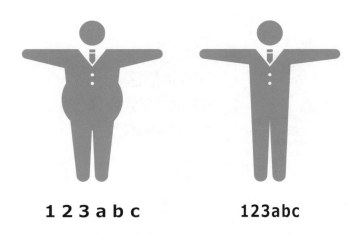

１２３ａｂｃ　　　**123abc**

● 全角英数字は使わない

● 全角と半角にはルールがあり，学会発表・論文とも英数字は半角です．全角英数字はホームページで住所などをフォーム入力するときぐらいでしょうか．半角カタカナは，スペースが入りきらなかったときに見ることがありますが，読みにくいので他の表記をお勧めします．

　（×）Ａａ Ｂ ｂ Ｃ ｃ １ ２

　（○）AaBbCc12

　（△）ﾌﾟﾛｶﾙｼﾄﾆﾝ

　（○）PCT

● また，和文では半角カッコは形が乱れるため通常は使いません．全角カッコを使う方が主流です．

　　半角 ()　　全角 （）

改行で単語や文節を切らない

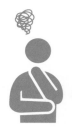

初期研修医
のための学会スラ
イドのキホン

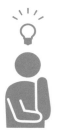

初期研修医のための
学会スライドのキホン

読みやすく区切る

- Wikipediaによると，「文節とは、日本語の文法において、言葉を細かく区切った際に不自然にならない最小の単位」です.
- 長いタイトルなどは、フォントサイズを変えることで文節を調節することもできます。

最新のファイルは？

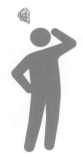

学会発表 .pptx

学会発表 最終版 .pptx

学会発表 最終版 final.pptx

学会発表 最終版 final 指導医チェック済 .pptx

学会発表 完成版 .pptx

学会発表 完成版 2.pptx

● version名をつけて保存しよう

● ある程度スライドができあがったところで，スライドを「名前を付けて保存」しましょう．日付などversionが分かるファイル名にするのがコツです．「最終版」,「完成版」などのファイル名は，これらの名前の後でも直すことがあるので，お勧めしません．

● 内容を削る際に，使わなくなったスライドは削除しない方が良いです．学会発表で使わなくても，他の機会で使うかもしれませんし，気が変わってやっぱり使うかもしれません．

使わなくなったスライドは後ろの方に回しておき，「非表示スライドに設定する」にすると，印刷やスライドショーで表示されなくなります．

参考文献

- 参考文献は，論文ではバンクーバー方式で書くのが一般的です．バンクーバー方式とは，本文で参照した順番に番号をつけて文献を列挙する方式です．さらに，投稿先によって著者名や題名の書き方に細かいルールがあります．

> バンクーバー方式の例文です．
>
> 行間は1.3行くらいが見やすいとされています [1,2]
>
> （中略）
>
> References
> 1. 宮野 公樹. 研究発表のためのスライドデザイン「わかりやすいスライド」作りのルール. 東京：講談社. 2013；92 -93 .
> 2. 森重 湧太. 一生使える見やすい資料のデザイン入門. 東京：インプレス. 2016；46 -47 .

- 学会発表では,スライドは前に戻れず,文献をメモする時間も足りません．最後に文献を列挙するのではなく，内容の直後に入れた方が見やすくなります．さらに，メモしやすくするために短縮形で書く方が良いです．

- 論文での書き方

  著者A，著者B，著者C，著者D，著者E，et al. タイトル. 雑誌名 年；巻：ページ.

- 学会での書き方

  著者A, et al. 雑誌名 年；巻：ページ.

著作権侵害

- 講演会で，ある論文の図表をコピー＆ペーストしてスライドを作ったが，引用元を明記しなかった

- 自分が発表した論文を，投稿した雑誌の許可を得ずに自身のホームページに載せた

- 和文で国内の雑誌で発表した論文を，英訳して米国の雑誌に英語で投稿した

医学と著作権

- 医学界は著作権に疎い業界です．医学知識は診療の質を高めるために共有するのが慣習になっているからなのかもしれません．

- 講演会では，しばしば海外論文の解説があります．図表には必ず下の辺りに引用元が記載されているはずです．これは，著作権法で出所を明示するよう定められているからです．

- 自分が発表した論文は自分の自由に使いたいところですが，これは出版社との契約によって制限があります．自由に使ってよい契約もありますし，非商用目的であれば申請さえすれば無料で使えるところが多いです．

- 英語が苦手なので，初めは和文で論文を書いて後から英語に直して投稿する気持ちはわかりますが，二重投稿で禁止されています．業績水増しやメタアナリシスへの影響があるからです．なお，雑誌によっては例外的に二重投稿を認める規定があります．

これらの言葉がおかしい ことを説明できますか

- ・ **無断引用** ➡ 「著者に無断で引用」
- ・ **禁引用** ➡ 「引用は許さない」
- ・ **引用改変** ➡ 「この文献を引用して，
分かりやすく改変しました」

● 引用と転載

- ●引用と転載は，ガイドラインのような成書ですら誤用されることがあります．
- ●「引用」は，著作権法の厳しい条件のもと，著作権者の許可なくできます．引用は適法で無断で行えます．「禁引用」であっても，著作権者に無断で引用できます．
- ●「転載」は，著作権者の許可が必要です．許可を取るのが面倒だから引用というわけにはいきません．「禁転載」は，引用はできますが，転載は著作権者が許可しないという意思表示です．
- ●「改変」は，著作権者の許可が必要です．改変した時点で引用ではないので，「引用改変」はありえません．お手持ちの成書や，著名な先生の講演会を見てください．「引用改変」と数多く誤用されているのが分かると思います．
- ●なお，論文のデータをもとに，図表を「作成」したり「作図」するのであれば，データに著作権はありませんので著作権者の許可は不要です．ちなみに，メタアナリシスで自由に解析できるのは，データ自体には著作権がないからです．

- 自身の内容が「**主**」，引用元が「**従**」の関係
- 引用する必然性がある
- 出典の明記
- **原型**を維持
- 引用部分を明瞭に

これら全てが遵守できなければ 「引用」できない！

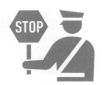

● 引用のルール

- ●主従関係は，文字数ではなく内容で判断されます．ケースバイケースですが，例えば，ガイドラインを集めただけの本は転載とみなされるでしょう．
- ●出典の明記は参考文献の書き方と同様です．
- ●原型の維持とは，句読点や誤植，送り仮名も含めて維持します．
  引用部分はフォントを変えたり，カッコや囲みをつけて境界を明瞭にします．
- ➡これらの厳しいルールを遵守できれば，著作権者に無断で引用できます．
  遵守できない場合は，「転載」のための許可を出版社などに申請しなければなりません．

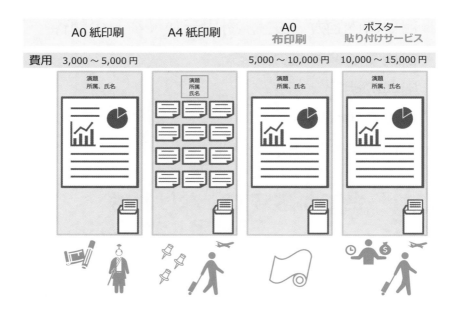

	A0 紙印刷	A4 紙印刷	A0 布印刷	ポスター 貼り付けサービス
費用	3,000 〜 5,000 円		5,000 〜 10,000 円	10,000 〜 15,000 円

● ポスター発表　用紙1枚の場合

- 海外では横長サイズが一般的ですが，本邦では縦長サイズ（約90 cm × 180 cm）が多いです．

- 用紙1枚でポスターを作る場合，PowerPointで1/2サイズ（例えば45 cm × 90 cm）のスライドを作り，印刷設定で2倍に伸ばします．これは，PowerPointの設定では，ポスター1/1サイズが設定できないからです．

- 文字は1 mくらい離れたところから見えるようにします．本文のフォントサイズは18〜24以上にしましょう．特に結語は下側で小さくて見えにくいことがあるので，少し文字を大きめにしたり位置を調整しましょう．

- この方法は，レイアウトが自由で見やすいポスターが作れます．

- この方法の難点は，用紙にしわがつかないよう専用容器で持ち運ぶことです．かさばって大変です．学会周辺にはバズーカ砲や佐々木小次郎の長刀のような容器を背負っているレジデントが大勢います．

A4スライドでポスター発表

● A4サイズで作ったスライドを，ポスター場所に何枚も貼る方法もあります．

● メリットは，移動の際にかさばらないことで，飛行機で手荷物を預けずに済みます．また，直前まで手直しして容易に印刷しなおすことができます．

● デメリットは，伝わりにくい発表になります．A4ではレイアウトの制限が大きくなり，大きな図表を載せにくく，文字が小さくなりがちです．用紙をピン止めするのも大変です．

ポスター発表 そのほか

● 1枚用紙の印刷は，施設によっては印刷機があり無料で作れます．A4紙印刷は，たいていの場所で印刷でき，非常に安価か無料でしょう．しかし，お金をかけられるなら，さらに便利な方法もあります．

● 布印刷は，布に印刷するサービスです．折れ目がつきにくく，やわらかく畳めばバッグにも入ります．ただし圧をかけてしまうと折れ目がついてしまうこともあるのと，費用が高めです．

● 学会と提携した業者では，ポスターの印刷，貼り付け，撤去までサービスで行ってくれる業者もあります．かなり割高ですが，ポスター撤去時間までに飛行機で帰らないといけない場合などは助かります．

● いずれの方法でも，A4のハンドアウトを，連絡先付きで50枚くらい印刷して，ポスター脇に置いておきましょう．興味を持った方が連絡をくれるかもしれません．

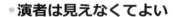

Web開催

- COVID-19の影響で，Web開催や現地とのハイブリッド開催が増えています．事前にポスターデータを登録して電子媒体で閲覧するデジタルポスター（eポスター，電子ポスター）や，PowerPointの録画機能を使って動画配信したり，演者がZoomで参加する方法もあります．

動画配信

- PowerPoint 2016以上が録音しやすいです．「スライドショー」→「スライドショーの記録」で録音できます．パソコン付属のマイクよりも数千円で買えるピンマイクの方が録音しやすくお勧めです．
- カメラonだと演者も録画されますが，学会発表では演者は見えなくてもよく，カメラoffや画面外に持っていくことで見えないようにしておきましょう．
- 録画のコツは「とにかく活舌良く」です．失敗しても，スライドごとに何度でも撮り直せます．うまく撮れているか確認しましょう．録画ではレーザーポインターも使えます．
- 仕上がったら，「ファイル」→「エクスポート」→「ビデオの作成」で動画出力できます．

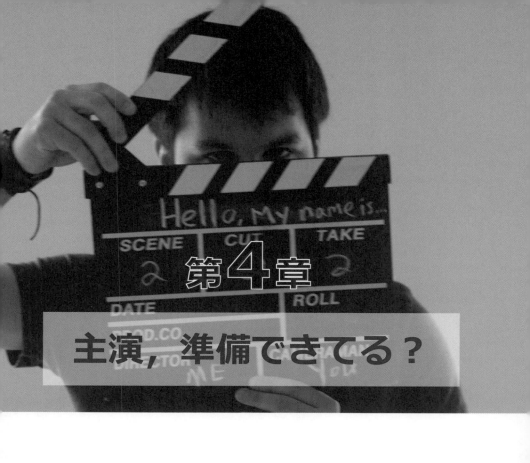

第4章

主演，準備できてる？

発表までの日程

レジデントの場合

症例経験	
3〜6カ月前	演題登録 文献を調べる
	スライド作り データの準備 オーベンチェック
1〜2週間前	予演会
	発表

慣れたオーベンの場合

症例経験	文献を調べる 論文書き始め データの準備
3〜6カ月前	演題登録
	スライド作り 予演会 論文投稿
	発表

● 慣れれば論文と同時進行できる

- 総会の演題登録は6カ月前，地方会は3カ月前です．演題締め切り日までに登録しなければなりません．
- この頃に指導医から，発表のお誘いが来るはずです．発表は避けて通れない道です．お誘いが来たら，むしろ「指導医がついている」確約を得たと考えて，安心して発表に臨んでください．
- 慣れてくると，症例を経験した時点で文献を集め，論文を書くのと同時に学会発表，なんてこともできるかもしれません．

> なお，「ケ月」，「カ月」，「か月」，「箇月」など色々な書き方がありますが，
> 3か月，三箇月と書くのが正しいとされています．
> 学会発表で気にする人はほぼいないでしょう．

発表者

● 論文では，1 st authorは草稿を書いた本人で，last authorは最も立場が上で責任をとる方にするのが通常です．ただしその他の順番は，投稿先によってルールが異なります．

● 学会発表のルールは曖昧ですが，以下の目安があります．

  ・発表に寄与した順に

  ・寄与した順が同じ場合は，立場が下の順に

  ・施設が別の場合は，一緒に書いても別記しても可

  ・学会によっては，学会員でなければ名前を載せてはいけない

● これに従うと，以下のようになります．

発表者[1]，発表の指導者[1]，発表に関与が少なく立場が低い同施設の医師[1]，発表に関与が少なく立場が高い同施設の医師[1]
別の施設の協力者[2]

1）○○大学□□科
2）県立○○病院△△科

※ 表記は 1．1）A） など様々なバリエーションあり

関与したのに載せない
ghost authorship

関与していないのに載せる
gift authorship

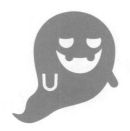

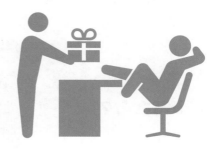

どちらもダメ

- 名前を載せる意義は，自己実現であったり専門医の申請に必要であったり人それぞれですが，全く関与していないのに名前が入っている事例が問題視されています．名前を載せるかは人間関係でもデリケートな問題なので指導医と相談してください．

- 論文では，助力頂いたけれども発表者に名前を載せるほどでもない場合は，「謝辞」に載せます．学会発表では謝辞を載せる余裕はないので，直接本人にお礼を言うのが良いでしょう．

COI

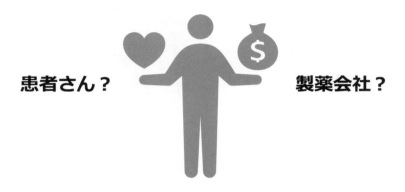

患者さん？　　　　　　　　　　製薬会社？

揺れていなくても公開を

開示して管理

- 抄録や論文では，必ず**利益相反（conflict of interest：COI）**を開示しなければなりません．

  新薬開発の臨床試験などには莫大な費用がかかり，医療施設の予算ではまかないきれません．また，製薬会社が新薬の治験をしたくても，協力してくれる医療施設がなければ実施できません．

- そのため，医療施設を製薬会社などが金銭的に支援し，医療施設で治験などを行う産学連携を行っています．産学連携そのものは，医学の発展のために必要なものです．

● 臨床試験をすると，医療施設は国民のために学術的に正しい結果を出さなければなりませんが，製薬会社などは，お金を出したのだから悪い結果は隠したい，良い結果をひねり出したいという考えがでます．そして金銭の授受があるため，医療施設が製薬会社に「忖度（悪質な場合は改ざん）」がないかが問題となります．

● 2013年には「Jikei Heart Study」のディオバン®事件が起きました．

　ディオバンが有利になるように血圧の値を改ざんした疑いと，統計解析にノバルティスフォーマ社員が関与していることを隠していたことが問題となり，Lancetの論文は撤回されました．誇大広告・広告違反で訴えられましたが，無罪判決が出ています．

● 特定の企業だけを優遇して，その企業の講演会ばかりをやったり，ライティング・統計解析をその企業の支援のもと英語論文を発表している先生もいるとかいないとか…．Jikei Heart Studyは氷山の一角ではと思います．

COIがあること自体は悪いことではなく，必然的に生じるものだから，開示して管理しようというものです．

● 聴衆が見えない早さでCOIのスライドをすっ飛ばす先生がいらっしゃいます．COIがあること自体はやましいことではないので，出せばいいのですが．

倫理規定

医療倫理

- 2020年現在，厚生労働省から
  「人を対象とする医学系研究に関する倫理指針」
  「ヒトゲノム・遺伝子解析研究に関する倫理指針」
  「遺伝子治療等臨床研究に関する指針」
  「手術等で摘出されたヒト組織を用いた研究開発の在り方」
  「厚生労働省の所管する実施機関における動物実験等の実施に関する基本指針」
  「異種移植の実施に伴う公衆衛生上の感染症問題に関する指針」
  「ヒト受精胚の作成を行う生殖補助医療研究に関する倫理指針」
  「疫学研究に関する倫理指針」
  「臨床研究に関する倫理指針」
  「ヒト幹細胞を用いる臨床研究に関する指針」
  など多数の倫理指針が出ています．

  症例報告は，数例かつ遺伝子解析研究などがなされていなければ，上記の指針対象外となり，倫理審査は不要です．

- 遺伝子解析研究も，EGFR遺伝子変異などの癌などで病変部位にのみ後天的に出現して次世代には受け継がれないものは，指針対象外となります．
  何例以上が観察研究になるかは，意見が分かれるところです．不明な場合はそれぞれの学会に問い合わせましょう．

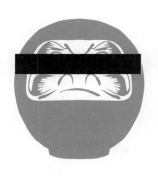 

通常は目隠しで OK　　**特定できる場合は
本人の同意を**

個人情報保護法

●症例報告では，氏名，生年月日，住所，個人識別符号（病院の患者番号など）を消去し，顔写真は目の部分にマスキングをして匿名化すれば，本人の同意は不要です．

　　ただし，非常に稀な疾患や，顔写真によって匿名化が十分にできない場合は，本人の同意が必要です．

読み原稿

はじめは作って　　本番はなしで

慣れないうちは読み原稿を

- 読み原稿なしでの発表は，優秀演題賞への第一歩です．しかし，発表で大事な説明が抜けてしまうよりは，原稿を正確に読んだ方が伝わりやすくなります．

- お勧めは，初めは読み原稿を作っておく方法です．読み原稿を作っておいた方が，内容の推敲や時間調整がしやすくなります．練習しているうちに，次第に読み原稿なしで発表できるようになってきます．

- なお，多くの学会ではPowerPointの**発表者ツールは禁止**されています．もし読み原稿を使わざるを得ない場合は，紙原稿を用意してください．ただし会場は暗いので読めない可能性もあります．

- なお，テレビアナウンサーや政治家の演説では，プロンプターという読み原稿をこっそり表示する装置が使われています．学会発表にはないので，頑張って練習あるのみです．

予演会

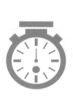

時間

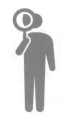

見え方

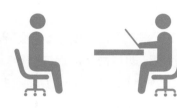

想定質問

弱点を洗い出しておく

● 学会発表の前には医局で予演会をします．もし予演会がない施設なら，自分の発表練習を録音して聞き返してみましょう．

● 大抵，時間オーバーします．もし本番で時間オーバーしてしまうと，赤いランプの点滅やベルによって急かされ，結構焦ります．そうならないように，内容を削って調整しておきましょう．

● スライド内容は見えますか？　別項で述べましたが，モニターとプロジェクターでは色が変わって文字が見えないことがあります．

● 口癖はありますか？　無意識に「え～」を連発する方，「～のかたちになりまして」，「～のほうになりまして」，など自信なさそうな口癖も，使わない方が良いでしょう．自分の口癖は意外と気づきにくいものです．

● 想定質問をできるだけ出してもらいましょう．耳が痛いところもあるでしょうし，調べ直さないといけないこともあるでしょう．でも，それは皆さんのより良い発表のためです．頑張ってください．

間

~の検査で~と診断し~の治療を始めたところ~の合併症が出て~の治療に切り替えたところ無効であり~の検査をしたところ~も発症しており最終的に~の診断となり~の治療をした…

一文一義で
読点，スライド切り替え時に「間をとる」

● 沈黙は悪くない

- 全く文章を区切らずにプレゼンする方がいらっしゃいます．発表者は症例をよく知っていますが，聴衆は全く知りません．聴衆の理解が追いつくために，間をとりましょう．
- 間をとるには，一文一義，つまり1つの文で1つの事項だけを言いましょう．
- 合間やスライド切り替え時に，聴衆に目線を移して**聴衆の反応を見ましょう**．これで「間」をとれます．
- 間は，抑揚をつけることもできます．「なんと…です!!」といった演説のような抑揚は，学会にはふさわしくありません．重要な部分で間をとることで，十分に抑揚をつけることができます．

いろいろ言われて迷ったら

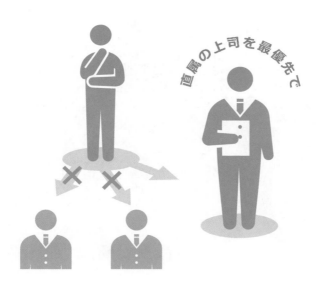

直属の上司を最優先で

直属の上司を最優先で

● 発表前は，指導医からいろいろな修正するよう指摘を受けます．直属の指導医以外からも，いろいろ指摘されることがあります．指導してくれる先生が多いことはありがたいことなのですが，先生の意見と食い違って納得がいかないこともあるでしょう．これらは，すべて修正しないといけないのでしょうか？

● 指導医にも発表方法の好みがあり，指導医によって意見が食い違うことがあります．すべての指摘を聞いていては，船頭多くして船山に登る となって方向性がずれてしまうことがあります．

● 直属の指導医の指摘は，大変でもすべて修正してください．それ以外の指摘は，直属の指導医と相談して決めてください．

会場入り

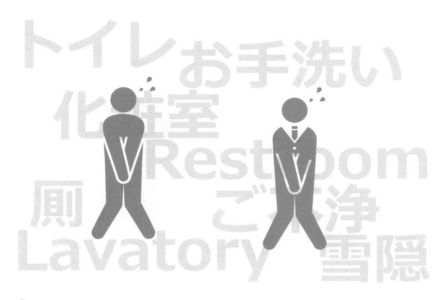

下見する余裕をもって

- 私は，コンサートと学会発表が同じ会場で，大変混雑して会場に入るのに苦労したことがあります．時間に余裕をもって発表会場に入っておいた方が良いです．
- お手洗いは大事です．セッションの合間は混みますし（特に女性用），緊張するとお手洗いに行きたくなるものです．
- 学会発表では，同じセッションに自分と似たような発表があるはずです．余裕があれば，それらの演題に質問してみましょう．発表するくらい勉強していれば，質問内容は思いつくはずです．
- 座長が同じ場合は，「前の演題では，〜でしたが，こちらの症例ではどう検討されましたか？」という質問が来ることもあります．

緊張しない方法

慣れ以外

何かある？

時間が解決してくれる

● 大勢の先生の前で発表するのは緊張しますよね．

● どうやったら緊張しなくなるのでしょう？

「慣れ」以外に方法があるか，私はわかりません．

むしろ，あったら教えてください….

● しっかり勉強しておけば，その会場にいる普通の先生方よりは，その疾患については詳しくなっているはずです．自信をもって発表しましょう．

座長は味方

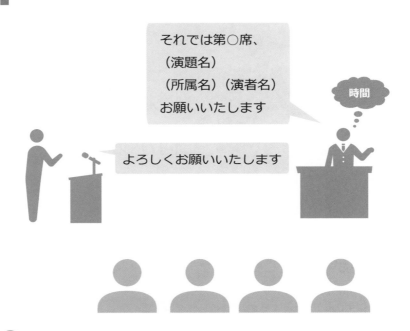

時間厳守して協力を

- 座長の先生は学会側から，「時間厳守する」，「学会を盛り上げる」よう指示されています．質疑応答の時間を調整したり，建設的な質疑応答になるよう調整したりするのが仕事です．座長の先生は，立場が上の先生が多いです．何となく怖いかもしれませんが，基本的に先生の味方です．
- 出番になったら，演題名，所属，演者名を座長の先生が読み上げてくれます．「よろしくお願いいたします」と手短に発表を始めて大丈夫です．
- なお，氏名の読み間違いがあると気まずいです．大体，座長の先生は氏名の読み方を予習しています．もし御自身の氏名が読み間違えられやすい方は，発表前に座長の先生にこそっと挨拶しておくのも手です．

ポインターは1カ所を指す

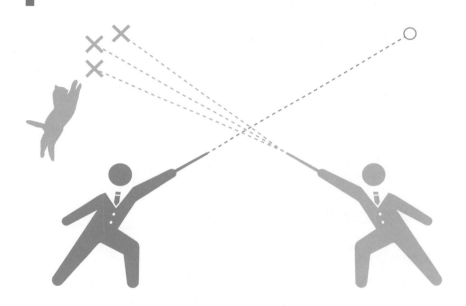

猫が飛びつくほど動かさない

- スクリーンのスライドを，レーザーポインターで指し示しながらプレゼンしますが，ずっとスクリーン側を向いていては，聴衆とのアイコンタクトがとれません．**図表はスライド側を向いてレーザーポインターで指し示し，それ以外は聴衆の方に体を向けるようにしましょう．**文章までレーザーポインターで指し示す必要はありません．
- 強調点はじっと1カ所を指すようにしましょう．レーザーポインターをぐるぐる回してしまうと，かえって見にくくなります．

指導医も嫌がる
本当に嫌な質問 BEST 3

1. 質問が**3つ**あります

2. （**偉い先生から**）不勉強で分からない
のですが

3. どうして〜しなかったんですか？

🔵 本当に嫌な質疑応答

「質問が**3つ**あります」

● 質問が複数あると，後の質問を聞いているうちに最初の質問を忘れます．
もしくは，最初の質問に答えているうちに後の質問を忘れてしまいます．
3つなんて絶対忘れます．

● 落ち着いて，答えられる方を答えましょう．忘れたら，素直に「もう1つ
の質問は…」と聞き返して構いません．そもそもこの質問の仕方は良くな
いので，座長からフォローが入ることもあります．

「**不勉強で分からないのですが**」

● 「不勉強で」，「素人で」，「基本的な質問で」，「聞き逃したかもしれませんが」
などと質問者が言うのは，その分野に特に興味がある先生の謙遜です．

● 発表で分かりにくかったところや足りなかったところを，追加で説明する
機会をもらったと考えて，説明不十分であっただろう箇所を中心に答えま
しょう．

148

「どうして～しなかったんですか？」

- 「～すれば良かった」のかもしれないが，当時は分からなかったのか，判断が難しかったことなのでしょう．「反省して次に生かしたい」というアピールをする機会をもらったと考えて，「今後の検討課題とさせていただき…」，「本症例の反省点と考えています…」などと答えるのが無難です．

- もちろん，正当な理由があればそれを答えましょう．「ご指摘のように…ですが本例では，～」のように，必ず「相手の意見を聞いてます」というアピールをしましょう．しないと悪い意味で炎上しやすくなります．

- しかし，この質問は後出しじゃんけんのような質問で，レジデントいじめではないかと思うこともあります．座長が制止することもあります．

会場から質問が来ないとき

- 会場から質問が来ないときは，座長の先生があらかじめ用意しておいた質問をします．より詳しい説明，今後の展望などについてが多いです．座長は建設的に学会を進行する役割なので，変な質問は来ません．

質問の内容が分からないとき

- 質問の意図が分からない場合は，「それは～という意味ですか？」と聞き返して構いません．座長が要約してくれることもあります．また，明らかに誤解がありそうな時には，「誤解があります」と言うのではなく，誤解がありそうなところを再度説明すると良いでしょう．

  数分の発表で症例をすべて把握するのは困難なので，多少の誤解はよく見かけます．

- 質問の意図はわかるが，答えが分からない場合は，「ご質問の点は分かりませんが，～については…」や「これまで考えてこなかった点なので，今後の課題にしたいと思います」など，分からない旨を言って構いません．

・お互いに和やかに

●質問者の枕詞として，「貴重な症例の発表ありがとうございます」があります．演者の返答の枕詞として，「その点は私も非常に気になっていることで…」，「非常にいい質問ありがとうございます」などお互いに和やかな枕詞を使うと，きつい質問がきにくくなる…かもしれません．

・全く分からなくて質問に答えられない場合

●どうしても答えられない内容であれば，指導医に目線を送ると共同演者として助けてくれます．座長から「共同演者の方いらっしゃいませんか？」と言われることもあります．ただし，助けられたら優秀演題賞はまず取れません．

・あらかじめ穴をあけておく

●ちょっと難しいのですが，質疑応答の内容を誘導したい場合，あえて考察に穴をあけておいて，質問者を誘導する方法もあります．ただし失敗すると，ただの穴がある未完成の発表で終わるので，難しいところです．

・反則？　回避法

・「先生のところはどうされていますか？」など質問者や座長，あるいは聴衆に質問の矛先をずらす

➡聞いてみる．何か良い案があって質問されている場合や，聴衆にもっと詳しい方がいるかもしれません．

・「調べて後日お答えします」

➡その場を切り上げても構いませんが，その場合は質問者と連絡先を交換しましょう．近年はWeb開催が多いので，答えるまでに調べる時間がある場合もあります．

・あらかじめ知り合いをサクラとして質問を頼んでおく

➡頼んでおくのは，コンプライアンス的にグレーです．議論を盛り上げるためと言えなくはないですが….

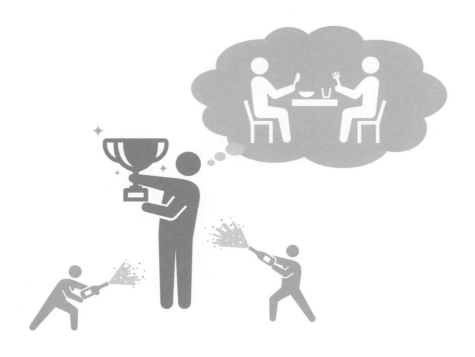

優秀演題賞　とれたらおめでとう　とれなくても お疲れ様

　発表終わったらお疲れさまでした．優秀演題賞をとれたならおめでとうご ざいます．とれなくても，お疲れ様です．

　おいしいものでも食べに行きましょう．指導医が（おそらく）奢ってくれ ますよ．

　　　　　ま，これで終わりじゃないんですけどね．

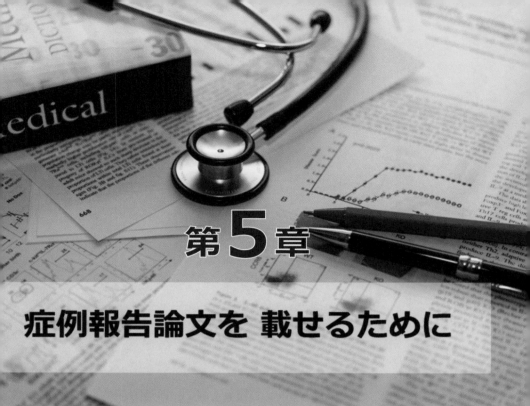

第5章

症例報告論文を 載せるために

症例報告を 初めて書く医師の

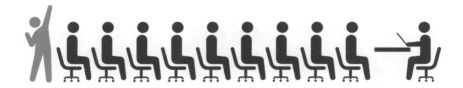

95%は

書けと催促されて書いています

症例報告を初めて書く医師の95%は，書けと催促されて書いています．

（当院 身の回り調べ）

臨床医をするなら，専門医取得のためにも症例報告を書くことになります．学年が上がるにつれ，観察研究・介入研究などもっと上のエビデンスも求められます．

言われて渋々やるよりも，自分から「やります」と言った方が気が楽になりますよ．目安は，卒後3年目辺りまでです．

なお，指導医になるとわかりますが，指導する側も結構時間とられてきついです．一緒に頑張りましょう．

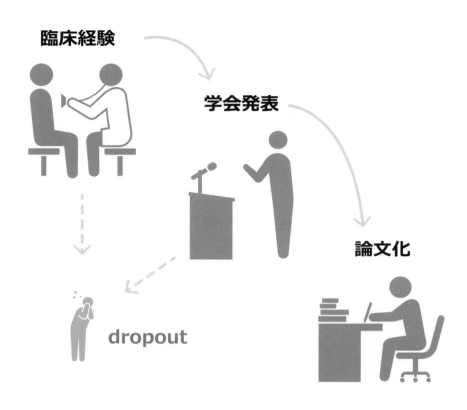

臨床経験

学会発表

論文化

dropout

● 学会発表したら論文化まで

● 指導医は学会発表できそうな症例を見つけたら，レジデントが学会発表できるようお膳立てします．学会発表後に論文化するのが普通の流れです．
● 慣れてくると，論文化と学会発表を同時にできるようになります．
　論文に載せる情報と学会発表する情報を選びやすくなる，文献が頭に入っている状態で学会発表ができるなど，メリットが多数あります．レジデント時代は難しいと思いますが，指導医になる頃にはできるかも…です．

学会発表は 間違いが多い「速報」

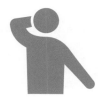

一部抄録と違うところが…❌

さらに症例数を集めて… ❌

査読 間違いないか？
よく考察されているか？
発表に値するか？

論文化

● 論文化しなければ意味がない

- いい症例を経験して学会発表しても，論文化までたどり着かないこともあります．

- 学会発表は，速報です．本当は良くないのですが，抄録には「さらに症例数を集めて報告する」と書かれたり，発表時に「一部抄録と違うところがあります」と言われるのは，ざらです．

- また，間違いがあったり，考察が不十分であったり，発表に値しないものもあります．

- 査読を経て論文化することで，ようやくエビデンスになります．ぜひ，学会発表したら論文化しましょう．

症例報告論文はEBMの登竜門

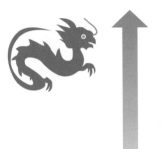

介入研究　患者さんに被害が出うる

観察研究　多大な労力

医療統計

症例報告

● まずは症例報告

- 症例報告はエビデンスレベルが低いですが，もし発表に失敗しても損失はほぼありません.
- 観察研究は倫理委員会を通したり，多くのカルテを見返して医療統計を使います. 労力も時間もかかりますが，失敗するとこの努力がふいになってしまいます.
- 介入研究は，患者さんに薬を試すなど介入をするので，労力も時間も医療統計も必要ですし，患者さんに被害が出るリスクもあります.
- まずは症例報告，次に医療統計を学んで観察研究，最後に介入研究の順番ですすめていくことが，労力からも患者さんのリスクからも良いです.

題材探し

- 新しい知見
  （検査・治療など）
- 重篤な合併症
- 非常に稀なもの
- 診断や治療が難しいもの
  （特に教育的なもの）

➡

誰かに話したいもの

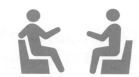

● 題材は身近なところに

- 症例は,初回は指導医が見つけてレジデントに勧められることが多いです. では, その症例はどうやって選ばれたのでしょうか？
- どうやって題材を探しているかというと, 新しい知見, 重篤な合併症, 非常に稀なもの, 診断や治療が難しいものです.
- 難しく考えなくても大丈夫です. レジデントの先生が, 医局に戻ってきたときに, 同僚に担当症例のことを話したくなるときって, ありますよね？ その中に, 学会発表・論文の題材はあります.

論文の賞味期限

- **論文の価値があるうちに**
  他の人にあまり書かれていない

- **やる気のあるうちに**
  ダラダラ書くと飽きる

⬤ 勢いも大事

- 論文にも賞味期限があります.
- その病気の第1発見例になるのは，よほどのことがないと難しく，二番煎じでも構いません. しかし，あまりに他の人に似たような題材で書かれてしまうと，目新しさがなく良い雑誌に載せられなくなります.
- 「〜を合併した○○」など,限局的にして目新しさを出す方法もありますが,「たまたま合併しただけでしょう？」と言われると身も蓋もありません.
- 論文をダラダラ書いていると，飽きます. 私は3カ月過ぎたら飽きてきて書けなくなります. 勢いで書ききった方が良いと思いますが，皆さんはどうでしょう？

症例広告の投稿先

- ✓ **査読**あり
- ✓ 症例報告を**受け入れている**
- ✓ （できれば英語）

 ハゲタカジャーナル，商業誌には注意

投稿先はよく調べよう

- 多くの学会誌は査読があります．症例報告を受け入れているかどうかは，その雑誌の投稿規定や目次を読めばわかります．

- 商業誌は，PLOS ONEのように解析方法さえ合っていれば載せるというジャーナルもあれば，名ばかりの査読と高額な掲載料で製薬会社の広告のようなジャーナルもあります．

- 著者が高い掲載料を払うことで，読者が無料で見れるオープンアクセス誌があります．この中には，質が悪いハゲタカジャーナルと呼ばれるものがあり，ぼったくられるので気を付けましょう．大まかな目安は，PubMedで検索できれば比較的安全です．

- 医療施設の雑誌はあまり査読がなく，掲載料が格安または無料です．他で落ちた雑誌を拾ってくれる受け皿のような存在です．

- 論文は英文でなければ価値が低いです．日本人が発見した病気でも，英語で書いていないと海外に命名権をとられやすくなります．しかし，**ここでは初心者向けに国内の学会誌を目標とした書き方**について，見ていきましょう．

投稿規定を読もう

- **筆頭著者は学会員か**
  共著者，Corresponding author は
- **投稿方法は**
  近年多いのは ScholarOne
- **Word 形式，画像形式，構成，字数**

郷に入っては郷に従え

- 雑誌によって，筆頭著者，共著者，Correspnding auther のどこまでが学会員でなければならないのか，が変わります.

  執筆に関わったけれども学会に所属していないので共著者に載せられない…，なんて事態は避けたいですね.
- 投稿方法は，学会はオンライン登録がほとんどです.
- 本文を Word で登録する場合も，「32 字×25 行」など用紙設定の決まりがあります. 画像形式も，png は不可など雑誌によって違います. 構成も，著者・引用文献の記載方法なども違います.
- 特に間違えやすいのは，**査読に落ちて投稿先を替えるとき**です.

  大変失礼なことになるので，くれぐれも前の雑誌の形式のまま投稿しないでください.

日頃からやっておくこと

- ## 文献を調べる
  実は未発見の病気かも

- ## 欠損値をなくす
  難しそうな症例は，身体所見を特に念入りに
  血清保存する
  写真・画像データを残す

● データは念入りに保存しておく

- 臨床で分からないことがあれば，文献で調べておきましょう．何が分かっていて，何が分かっていないかを知っておけば，どの症例が学会発表できる症例なのかが，分かるようになります．また，知識がなければ，珍しい病気に出会っても見落としてしまいます．

- 学会発表する際に，欠損値（分からないデータ）があると，困ります．後からカバーしにくい身体所見は，念入りにとるようにしましょう．

- 写真・画像データは，発表の際に使うので，必要なものを撮っておきましょう．

➡ 調べ忘れた項目がないかは，文献を見てチェックしましょう．もし血清で調べ忘れたものがあっても，血清保存をしておけば後から調べられます．

初めから
完璧な体裁にはしない

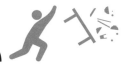

- 文献番号
- 上付き・下付き
- 略語は初回だけ full term
- 英文抄録

} これらは
後回し！

● まず書き上げてから整えよう

● 論文は，書き始めから体裁を整えようとすると，大変な労力になります．

● 文献番号は，考察を書いていく際に順番がどんどん変わっていきます．最後にまとめて番号をつけた方が楽です．

● 略語は初回だけfull termですが，これも書いているうちに初回が変わるので，最後に直した方が楽です．

● 上付き・下付き文字も，投稿前などにまとめて体裁を直した方が楽です．

● 英文抄録も，まず和文原稿が確定してから書いた方が良いでしょう．

日本語はむずかしい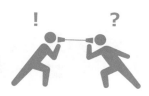

- 「にて」,「認めた」を連発しない
- 体言止め不可
- 「てにをは」の助詞も大事
- 現病歴は患者さんが主語
  経過は医療者が主語
- 修飾語は被修飾語の近くに

● 文章を整える

- 「にて」や「認めた」を連発しないのは,学会発表と同じです.
- 学会発表ではスライドの文字数を少なくするために体言止めが使えますが,論文では使えません.
- 助詞も大事です.
  「CTにて胸部異常影を認め,当科紹介入院」よりは,
  「CTで胸部異常影を指摘され,当科に紹介され入院した」でしょう.
- 「薬剤師がアドヒアランスに与える影響について研究した論文」は,
  「アドヒアランスに与える影響について,薬剤師が研究した論文」なのか,
  「アドヒアランスに薬剤師が与える影響について,研究した論文」なのでしょうか.
  修飾語と被修飾語はできるだけくっつけましょう.

長い文は使わない

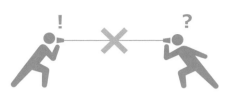

- 一文一義　１つの文に１つの事項
- 途中で主語を変えない
- 「…と考える」は冗長であると考える
- 「…と思われる」は自信なさそうに思われる

🔵 １つの文には１つの事項で

- 一文一義といって，１つの文には１つの事項にします．
  「…であるが…も考えられ，…したところ…であったため，…」
  という文は伝わりにくくなります．
- 一文の中で，主語と述語が変わらないようにします．

  - ○ （患者が）気管支鏡を施行され（患者が）肺癌と診断された
  - × （医師が）気管支鏡を施行し　（患者が）肺癌と診断された
  - ○ （医師が）気管支鏡を施行し　（医師が）肺癌と診断した

  長い文では主語と述語が変わりやすくなるので，やはりお勧めしません．
- 「…と考える」は「…である」など，言い切っても大丈夫です．
- 「…と思われる」はエビデンスが足りなくて自信がない時に書いてしまいますが，連発はやめましょう．

英文抄録

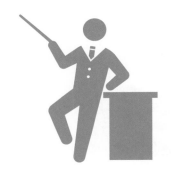 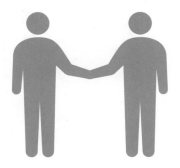

英語アタリマエの方
むしろ，教えてください

普通の方
英文校正に出しましょう

必ず英文校正サービスを

- 論文は英文でなければ価値が低いですが，英文はやはりハードル高めです．近年の循環器などの学会では，国内の総会スライドは英語です．
- また，和文の論文であっても，英文抄録は必要です．

   英語アタリマエの方は，むしろ私に教えてください…．

- 普通の方は，英文校正サービスに出しましょう．会社によりますが，抄録だけで2,000円くらいです．

   日本人が書く英語は，nativeからは変な英語に見えるそうです．

   私もエディテージなどの英文校正サービスを使っていますが，

   原形をとどめないレベルで修正されます…．

利益相反サイン

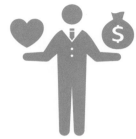

回覧
共著者のサイン

投稿

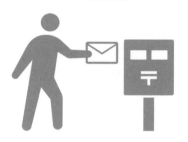

● 投稿まで

● 利益相反で申告する基準は，投稿先によって変わります．

● 回覧して意見をもらったり，共著者のサインをもらいましょう．

● 投稿は，オンライン登録がほとんどです．

さぁ，
査読という，最大の難関が待っています…

査　読

- 攻めるか？　退くか？
- 査読コメントは原則従っておくが，見当違いの こともある
- 査読者も悪気があって言っているのではない
と思わないと心が病む

🔵 科学的なコメントと割り切る

- 誰に査読されたのかは，分かりません.

- 一発で通ることはまずありません.

  「部分修正」か「大幅に修正」で通ることはあります.

  「通らない（reject）」または，直しようがない無理難題をふっかけられた 場合は，ランクが下の雑誌への投稿を考えましょう.

- 2〜3名の査読者からコメントが来ます. どこを直したかわかりやすく記 載した改訂原稿と，査読者のコメントへの返答を書きます.

- 中には見当違いのコメントもありますが，自分の書き方が悪かったと思い ましょう. 少なくとも査読者に伝わるように書かなければ，普通の読者に はますます伝わりません.

- 査読者の意見が1：2くらいで分かれたときは，多数派に従いましょう.

➡ **査読コメントを読むのは，精神衛生上良くありません. 人格を否定されて いる気すらしてきます. 指導医と読んだり，気晴らししたりして，あまり 気に病まないでください.**

- 査読者は論文について科学的にコメントしているだけと思いましょう.

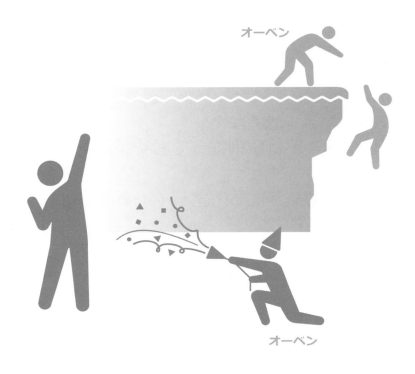

オーベン

オーベン

投稿は受理（accept）されましたか？

あとがき　● ● ●

これらは，最低限覚えておいた方がいいショートカットです．
きっと皆さんのスライド作りを楽にしてくれます．

Ctrl + C	コピー	Ctrl + Z	戻す
Ctrl + V	ペースト	Ctrl + Y	繰り返す
Ctrl + X	カット	Ctrl + B	太文字
Ctrl + A	全て選ぶ	Ctrl + U	下線
Ctrl + クリック	連続して選ぶ	Ctrl + F	検索
Shift押しながら←or→	1文字左/右を選択	Ctrl + H	置換

「繰り返す」は，オブジェクトの色や行間などをまとめて替えることができます．

「検索」や「置換」は，句読点や用語が統一されているかを調べて，まとめて直すことができます．

他にも，タブ，グループ化，図形の作り方などのテクニックがあるのですが，とても多くて紹介しきれません．

PowerPoint関係の書籍を読んでもいいですし，Google検索でも情報が得られるので，試してみてください．

この本の原案は，SlideShareの「初期研修医のための 学会スライドのキホン」です．

25万HITを超えてバズりました．これに目を止めていただき，書籍化にあたって多大なご尽力をいただいた東京図書の皆様に厚く御礼申し上げます．

COVID-19のために多くの学会はWeb開催へと変わり，発表スライドは見るだけという学会が多くあります．

スライドを見るだけで内容を伝えるテクニックが，ますます重要になっています．

私はしがない臨床医ですが，この本が皆さんのお役に立てれば幸いです．
それでは皆様の学会発表の成功をお祈りしています．

参考文献

エディテージ．ジャパンタイムズ．英文校正会社が教える 英語論文のミス 100．2016

松原茂樹．東京医学社．論文作成ABC：うまいケースレポート作成のコツ．2014.
- 「にて」「となる」を使わないよう指導されている先生です．

鈴木春人．エムディエヌコーポレーション．プレゼン資料のための正しいデザイン ビジネスを成功に導くレイアウトの技術．2015.
- ビジネスで堅実な内容です．我々研究者のようにデザイナーではなくても使えるテクニックが紹介されています．

森重湧太．インプレス．一生使える見やすい資料のデザイン入門．2016.
- Slideshareで爆発的な人気を得た方です．背景にグレーのスライドを好まれています．

高橋佑磨，片山なつ．技術評論社．伝わるデザインの基本 よい資料を作るためのレイアウトのルール．2014.
- 研究発表にユニバーサルデザインの概念を持ち込んだ先駆者の方です．

山崎力，小出大介．ライフサイエンス出版．全体像がひと晩でわかる！ 臨床研究いろはにほ．2015 .

山崎力．SCICUS．医師もMRも幸せにする患者のための情報吟味―ディオバン事件以降の臨床研究リテラシー．2014.
- ディオバン事件が大きく問題になるよりも前から指摘されていた先生です．COIについてはこの先生の本が最も良いと思います．

佐藤雅昭，富塚太郎，草場鉄周．メディカルレビュー社．流れがわかる研究トレーニングHow To―医系大学院・研究留学、いつどこで何をする？ 2010.
- 「6行ルール」で指導されている先生です．

中村好一. 医学書院. 基礎から学ぶ楽しい学会発表・論文執筆. 2013

●公衆衛生の観点から国内向けの学会発表についてまとめられた書籍.
脚注が本文並みに充実していて, 肩の力を抜いて読める本です

田中佐代子. 講談社. PowerPoint による理系学生・研究者のためのビジュア
ルデザイン入門. 2013.

●グラフの表現について, 学会発表に合わせた強調方法が参考になります

ガー・レイノルズ. 日経BP社. シンプルプレゼン. 2011.

●余分な情報をそぎ落とすことで伝わりやすくする方法です. 印象的な写真で
聴衆の気を引くことも特徴です.

渡部欣忍. 南江堂. あなたのプレゼン誰も聞いてませんよ!―シンプルに伝
える魔法のテクニック. 2014.

●ガー・レイノルズのシンプルプレゼンテーションの流れを汲んだ外科プレゼ
ンテーションの本です.

宮野広樹. 研究発表のためのスライドデザイン「わかりやすいスライド」作
りのルール. 講談社, 2013.

●学会発表のスライド指導として, 先駆者の方です.

服部誠. その論文は著作権侵害? ―基礎知識からQ&A―. 中山書店,
2010.

●医学界は著作権に疎い方が多いですが, 知らず知らずのうちに著作権侵害を
しないよう, 一度は読んでおいた方が良いと思います.

一般財団法人テクニカルコミュニケーター協会. 日本語スタイルガイド.
2011.

●日本語って書くのは本当に難しいです. 誤解を招かないような, 伝わりやす
いライティングについて書かれています.

索 引

■著者紹介

梶原 浩太郎 (かじわら こうたろう)

　日本赤十字社 松山赤十字病院呼吸器内科医師

　2007年　愛媛大学医学部卒
　　　　　松山赤十字病院で研修医を経て 同病院で現職
　　　　　日本呼吸器学会呼吸器専門医・指導医
　　　　　日本内科学会総合内科専門医・指導医
　　　　　日本がん治療認定医機構がん治療認定医

　SlideShare　https://www.slideshare.net/k-kajiwara/

●カバーデザイン＝高橋　敦（LONGSCALE）

レジデントのためのスライドのポイント
伝えるためのプレゼンスキル

2020年11月25日　第1版第1刷発行
2022年 8 月25日　第1版第4刷発行

© Kotaro Kajiwara 2020
Printed in Japan

著　者　梶 原 浩 太 郎
発行所　東 京 図 書 株 式 会 社
〒102-0072　東京都千代田区飯田橋 3-11-19
振替 00140-4-13803　電話 03（3288）9461
http://www.tokyo-tosho.co.jp/

ISBN 978-4-489-02348-4